우울증이란 무엇인가?

우울증의 회복일지

- 상식적인 접근 -

신경정신과 전문의 • 의학박사
김종주 옮김

圖書出版 하나醫學社

DEPRESSION

The Common Sense Approach

by Tony Bates

This Korean edition published by Hana Medical Publishing Co. in 2007 with arrangement of Gill & Macmillan Publishers, Republic of Ireland c/o Hagenbach & Bender GmbH Literary and Media Agency, Bern, Switzerland through Korea Copyright Center, Seoul.

우울증

차례

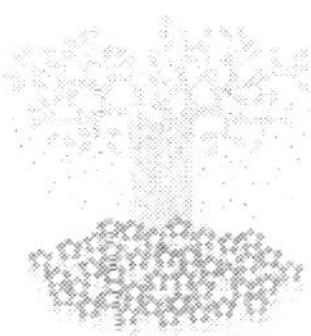

저자는 이 책에 나오는 모든 정보를 정확하게 알리려고 온갖 노력을 다했습니다만 전문적인 진료의 대안으로 받아들여서는 안 됩니다. 독자 여러분들이 자신의 건강상태에 대해 걱정되거나 그 어떤 치료를 시작하기 전이라면 반드시 신경정신과 전문의들에게 상담하셔야 합니다. 저자와 출판사는 여기에 언급된 약물 또는 자구책을 이용하거나 중단함으로써 발생하는 건강문제에 대해서는 그 어떤 책임도 받아들일 수 없음을 밝혀드립니다.

머 리 말

우울증은 많은 사람들의 삶 속에 나타나고 있으며 서양에서는 점점 더 많아지고 있습니다. 이는 특히 여성들에게서 그렇습니다. 어째서 그럴까요? 그에 대한 설명은 수없이 많지만, 늘어가는 역할에 대한 여성들의 부담감, 공동체의 해체, 변화해가는 기대치, 그리고 자신들이 가치 있고 유능하다는 것을 증명하기 위해 타인들과 경쟁해야 할 필요성을 느끼기 때문입니다. 베이츠 박사는 유용한 책을 한 권 써서 환자가 될 수 있는 사람들이 우울증의 특성을 이해할 수 있도록 도와주고 있었습니다. 우울하다는 것이 어떤 느낌인지 알게 해주고, 더욱 중요한 것은 우울증이 분명히 치료될 수 있다는 것을 알려 주었습니다. 환자가 우울증의 특성을 잘 인식하고 자신의 상태에 대해 솔직하기만 하면 해볼 수 있는 방법들이 여러 가지로 많습니다. 여러 가지 우울증을 가진 다양한 사람들이 서로 다른 치료방법으로 도움을 받습니다. 어떤 사람들은 약물치료로 적절한 수면을 취하게 되고 참아낼 수 있을 만큼 불안을 덜어주며 삶에서 느끼는 부정적인 생각들이 줄어들어서 엄청난 효과를 보게 됩니다. 우울증은 신체적으로

나 정신적으로 지쳐 있는 탈진상태를 보일 수 있고 또한 주변 사람들도 그와 똑같이 느낄 수 있습니다. 이런 때에 약물치료는 그들의 에너지를 되돌려 주는 데에 도움이 될 수 있습니다. 그러나 많은 사람들은 이 정도를 넘어서서 그들이 우울하게 된 이유를 알고 싶어 하고 더욱 중요한 것은 스스로를 돕기 위해 무엇을 할 수 있는지 알려고 한다는 것입니다. 베이츠 박사는 이런 주제에 관하여 분명하게 알려주고 있습니다.

그는 우울증의 근원을 항상 그런 것은 아니지만 그래도 자주 자신의 적절함이나 부적절함 그 여부에 대해 심각하게 두려워하고 걱정하는 것에 두고 있습니다. 어린 시절에 기본적으로 형성된 하찮은 느낌과 열등감 그리고 실패라는 것이 삶의 위기 때마다 계속 반복해서 떠오르게 됩니다. 이런 사실이 우리 삶에서 필요 이상으로 대면하기 어려운 위기와 스트레스를 만들어냅니다. 왜냐하면 우리는 계속해서 우리 자신의 개인적인 실패들을 다시 비춰주는 렌즈를 통하여 우리의 삶을 보고 있기 때문입니다.

이 책은 이러한 일들이 우울증을 앓고 있는 사람들에게 얼마나 자주 일어나는지 대충 알려주고 있으며, 또한 그런 전형적인 우울증적 사고들을 확인하기 위해 우리가 무엇을 할 수 있는지, 또 어떻게 그런 생각들을 극복할 수 있는지 논의하고 있습니다.

베이츠 박사는 우울증 환자들을 치료하면서 겪은 수많은 경험들을 우리와 함께 나누고 그러한 사람들에게 도움이 되었던 중요한 키포인트 몇 가지를 돋보여주고 있습니다. 스스로 해볼 수 있는 이런 자조 서적들을 통해 사람들은 두 가지를 기대하고 있을 것입니다. 첫째, 우울증은 슬픔으로 비쳐질 수 있고 때로는 비극으로도 보일 수 있지만 결코 부끄러운 것은 아닙니다. 오늘날 일억 명이 넘는 우울한 사람들과 함께 살고 있는 이 세상에서 우울증이라는 것은 원인과 경과와 치료 방법을 갖는 하나의 질환이라고 생각해야 한다는 것입니다. 우울증은 지위나 지능 계급 인종에 차별을 두지 않습니다. 우울증은 어느 때나 어떤 사람도 걸릴 수 있습니다. 그것은 우리의 현재의 삶과 과거의 삶 그리고 우리의 몸 안에서 상호작용하는 다양한 세력들과 관련되어 있습니다. 우리가 아무런 부끄러움 없이 솔직하게 우울증을 대면할수록 우리는 스스로 회복할 수 있는 더 나은 위치에 올라설 수 있습니다. 베이츠 박사는 우울증의 경험을 부끄러워하지 않을 수 있는 프로그램을 그려내 보여줄 뿐만 아니라 회복에 도움이 되는 몇 가지 중요한 진행과정을 보여주고 있습니다.

더비 정신건강연구소 **폴 길버트** 교수

감사의 말씀

이 책을 완성할 수 있도록 끝까지 도와준 내 아내 어슬라, 마커스 웹 교수님, 그리고 담당 편집자인 이블린 코일에게 감사의 말씀을 드립니다. 몇 가지 초고에 대해 섬세히 비평해준 데어드르 맥휴가 특히 더 감사합니다. 자신들의 이야기를 변형된 형태로 전해준 분들과 이름을 밝힐 수 없는 모든 분들에게도 진정으로 고마움을 표합니다. 그 분들의 노력 덕분에 저는 이 책에서 회복에 대한 희망을 담을 수 있었습니다. 또한 이 책의 초고를 검토하면서 격려와 인내심을 보여준 마이클-폴 갤러거와 S.J. 이몬 버틀러 그리고 폴 길버트 교수에게도 감사를 드립니다. 저는 제 스승이자 친구였던 작고하신 임상심리학자 테레스 브래디 선생님께 이 책을 바칩니다. 그 분은 고통 속에 처해있는 사람들의 개인적인 존엄성을 잊어버린 적이 없으셨고 모든 인류의 가슴속에 놓여 있는 회복력과 정신력을 존중하면서 고통에 대한 동정심의 균형감각을 저에게 가르쳐 주셨습니다.

나는 내가 느꼈던 것처럼 느끼는 모든 사람들에게 말하고 싶다. 거기엔 희망이 있다고. 당신은 다른 사람들만큼 하고 그것을 증명해야 할 유일한 사람이 바로 당신 자신이다.

따라서 당신이 지금 필요로 하는 도움이 무엇이든지 그걸 구하라. 나처럼 마흔세 살이 될 때까지 기다리지 마라. 왜냐하면 당신은 그전부터 오랫동안 그 감정을 알고 있기 때문이다.

프랜시스, 1993

서 문

우울증은 사람들한테서 에너지와 생명력, 자존심 그리고 그들이 예전에 즐겼던 기쁨들을 모두 빼앗아 가는 도둑이다. 어떤 이들은 통증과 절망 속에서 찾아오는 신체적 고통으로 말미암아 자살만이 유일한 해결책이라고 생각하게 된다. 우울증은 사람들을 자기중심적으로 만들긴 하지만 이기적인 것은 아니다. 욱신거리는 치통처럼 사람이 우울해지면 자신만의 지옥 이외에는 그 어느 것도 생각해내기 힘들어진다.

우울증은 가족들과 사랑하는 사람들에게 매우 파괴적인 악영향을 미칠 수 있다. 어린이들은 부모들의 암울한 기분 때문에 불안감을 느끼지 않을 수 없으며 부부들끼리는 더욱 그렇다. 사랑하는 사람에게 우울증의 고통을 줄여주려는 노력은 실패하기 마련이고 친구와 배우자의 가장 훌륭한 중재에도 불구하고 무력감과 소외감은 고스란히 남아있게 된다.

우울증은 우리 모두의 삶에 재앙을 일으키고 침울함이 걷힌 뒤에도 한참동안 지속되는 오해와 분노의 씨앗을 퍼뜨리게 된다. 이 책은 주로 환자들을 위한 회복 안내서로 기획되었지만 환자의 친척들과 친구들을 염두에 두고 쓰게 되었는데, '외부'에서 파악할 수 있는 어려운 문제가 무엇인지 알 수 있을 거라는 희망을 갖게 되었다. 영향을 줄 수 있는 사람들이 그 문제를 이해한다는 것은 우울증으로 고립감을 느끼는 사람들과 소외감을 느끼는 사람들을 이어주는 가교 역할을 해줄 수 있다.

수잔은 이십대 후반으로 키가 크고 금발이었다. 그녀의 외모로 보면 자립적이고 자신 있는 여성처럼 보이지만 그녀의 두 눈은 전혀 다른 이야기를 하고 있었다. 그녀가 처음 온 날 자신이 마치 내 진료실 이외의 다른 곳에 있는 것처럼 보였다. 그녀의 움직임은 어색해 보였고 부자연스러웠다. 그녀는 눈이 마주치는 것을 피했으며, 나는 불안스럽게 경계하고 있는 그녀의 프라이버시를 침해하게 될지도 모른다는 느낌이 들어 그녀가 여기 오게 된 까닭을 묻는 것조차 망설여졌다. 내가 그녀의 집안 배경, 학창시절과 직업 그리고 현재의 환경과 같은 자료들을 모으는 동안 우리는 잠시 핵심문제 주위를 빙빙 돌고 있었다. 그녀는 약간 여유를 찾았으나 나를 찾아온 이유를 묻자 그녀는 깨지기 쉬운 모습으로 겨우 참았던 눈물을 강물처럼 쏟아보냈다.

수잔은 자신의 엄청난 슬픔을 말로 설명하려고 애썼지

만 결국 허사가 되고 말았다. 그녀는 불평할 만한 아무런 권리도 없다고 느꼈지만 최근 몇 주일 동안 분명한 이유도 없이 눈물이 왈칵 쏟아지고 자신이 바보 같다는 느낌과 아무런 가치도 없으며 완전 통제 불능이라는 느낌에 휩싸여 있었다고 말했다. 그녀는 반복해서 자신의 행실에 대해 사과했다. 그녀는 자신의 내부적인 투쟁에 대한 방어를 정상적으로 내려놓지 못하는 사람인 것처럼 내게로 다가왔다. 그러나 이 경우에 그녀의 내적인 고통의 격렬함이 침묵을 깨버리고 이 모든 것을 그녀가 이해할 수 있도록 도와 달라고 카운슬링을 구하게 되었다.

이 책을 쓰면서 나는 수잔의 첫 번째 방문을 생각하고 있으며 또한 우울증이라는 격렬한 내적 고통을 직면하게 된 수많은 다른 사람들에 대해서도 생각하고 있다. 모든 사람들은 자신에게 일어나고 있는 일들 때문에 혼란스러워지고 깜짝 놀라게 되었다. 그들 자신의 자포자기, 일과 삶에 대한 '흥미상실' 의 경험, 혹은 사랑하는 사람이 어쩔 수 없이 느끼는 격분 같은 것들이 그들로 하여금 손을 뻗어 도움을 청하도록 만들었다. 나는 여러분이 직접적으로 우울증과 싸우면서 이 책을 읽고 있거나 혹은 이 문제 때문에 찾아오고 또 찾아오는 어떤 사람과 함께 살면서 간접적으로 우울증과 싸우고 있는 중에 이 책을 읽고 있을 거라고 상상한다. 내 희망은 수잔의 이야기 속에서 그리고 우울증과 싸우고 있는 다른 사람들의 설명 속에서 여러분 자신의 어떤 경험의 메아리를 찾게 되리라는 것이다. 또한 여러분은 '미친' 것도 아니고, '바보'도 아니며, '끔찍하게 이기적인' 것도 아니라는 것을 발견하게 되리라고 희망하고 있다. 어떤 사람이 우울하게 되는 데에는 여러 가지 이유가 있다. 그 경험을 이해하고 그 의미를 알 수 있다는 가능성이 여러분의 사기를 회복시켜 줄 것이다.

이 책에서 우리는 우울증에서 벗어날 수 있는 몇 가지 전략들을 생각해보게 될 것이고 이런 전략들은 대부분 직접적이고도 실용적일 것이다. 그럼에도 이 책 전체를 꿰뚫는 또 다른 주제가 있으며 여러분이 그것을 이해할 수 있길 바란다. 만일 우울증이 내 자신의 정체성을 왜곡시킨다면 나의 진정한 자기의 느낌을 어떻게 되찾을 수 있을 것인가? 아마도 여러분은 자신의 정체성에 대해 매우 명확해지는 경험을 갖지 못하게 될 것이다. 우울증과 싸우면서 얻게 되는 이득 가운데 하나는 여러분의 진정한 자기를 알게 되고 표현하기 위한 탐색을 시작하게 되리라는 것이다. 우리가 이 책 속을 두루 여행하는 동안 여러분은 현재의 부정적인 기분으로 여러분의 정체성에 대해 이야기한 것이 아니라고 그렇게 생각하고 싶을 것이다. 다시 말해, 여러분은 지금 당장 믿고 있는 여러분의 정체성이 '어리석고', '부적절하며', '가망이 없다거나', '사랑받지 못할' 사람이 아니라는 것이다. 여러분은 여러분들이 존경하는 다른 사람들보다 더 낫지도 더 못하지도 않은 인간일 뿐이다. 여러분은 그들만큼 독특하고 관심을 받을만한 사람이며 동일한 존중과 격려를 받아 마땅한 존재이다. 그 순간에 이런 확신을 기대하는 건 아니지만 여러분이 이 책을 읽게 되면서 여러분의 내면 어딘가에서 여러분한테는 더욱 그럴만한 충분한 자격이 있음을 믿게 될 것이다. 이 책은 인생으로부터 더 많은 것을 원하는 여러분의 한 부분에게, 다시 말해 우울증에 빠지기를 거부하는 내면의 목소리에게 말하게 될 것이다. 지금 순간에는 단지 조그마한 목소리에 불과할 수 있지만 이 책에서의 내 목표는 그 목소리를 강화시키고 여러분의 진정한 정체성에 대한 더욱 진실하고, 건강한 느낌을 발견할 수 있도록 도와주려는 것이다. 그는 개인적인 취약성을 포함하면서 자리를 양보하는 어떤 사람이지만 즐거움에 대한 능력을 잃어버리지 않는 사람이다. 그는 여러분이 매일 아침 기꺼이 깨워주고 싶어 하는 그런 사람이다.

우리는 이처럼 작은 책에서 그처럼 중요한 무언가를 어떻게 성취하려고 열망할 수 있을까? 우선은 우리들 가운데 어느 누구라도 그 어떤 착각도 갖지 않기로 해보자. 다시 말해, 아무도 마법처럼 우울증을 사라지게 할 수는 없다. 나는 단지 이 특별한 고통을 느끼는 사람들과 동참해서 그들이 우울증과 싸울 수 있는 강한 힘을 스스로 발견할 수 있도록 도와줄 수 있을 뿐이다. 여러분은 우울증이 먹여 기르는 수치심과 자기비판 그리고 자기혐오라는 내면의 악마들과 싸우고 투쟁할 필요가 있을 것이다. 여러분은 지금 이 모든 것들의 무게에 짓눌려 허우적거리고 있을지도 모른다. 또한 여러분의 갈 길을 막아서도록 도울 수 있는 굳건한 동맹자가 필요하다. 동맹자들이 가버린다 해도 나는 최악의 상태는 아니다. 나는 20년 이상 우울한 사람들과 함께 작업해 왔고 내 영혼의 어두운 밤을 지나는 동안 투쟁해왔다. 수없이 정글을 드나든 수색자처럼 당신의 코스를 계획하고 반복적으로 동일한 황무지에서 여러분의 발자국을 역추적하여 제자리를 맴돌지 않도록 막아주는 가이드 역할을 해줄 수 있다.

나는 과학적인 연구에서 얻은 가장 좋은 충고와 내가 도움을 주었던 사람들로부터 배운 가장 실용적인 비결들을 조합하려고 노력해 왔다. 궁극적으로 이 사람들은 나에게 가장 많은 것들을 가르쳐 주었으며 우울증과 싸우면서 얻은 결정적인 통찰력을 제공해 왔다.

이 책 전체를 통해 자주 언급되는 이야기 가운데 하나는 스무 살의 '사라' 라는 여성의 경우로서 그녀는 1년에 걸쳐 심각한 우울증을 성공적으로 이겨냈다. 그 기간 내내 그녀는 일지를 적었다. 그녀의 허락 하에 나는 다음의 각 장에서 언급하게 되는 주제를 보여줄 수 있도록 주요 내용을 발췌하였다. 아래에 나온 첫 번째 발췌는 그녀가 회복되는 마지막 시기에 쓴 것이다.

그 내용에 있어 이 문제에 대해서는 어떤 책 한권에 망라된 것보다도 더 많은 내용이 담겨져 있다. 여러분의 회복을 위해 함께 작업해줄 믿을만한 전문가를 찾지 않고서 그 대신 이 책을 이용할 수 있다는 것은 아니다. 자조 도서는 종종 개인적인 치료에 보조 역할을 할 때 가장 효율적이라고 할 수 있다. 우리는 이 문제에 대해 나중에 좀 더 이야기를 나누겠지만 우울증과의 싸움에서는 일대일로 전문가를 찾아 도움을 받아야 할 시기가 있다. 알맞은 사람을 찾는 것은 시간이 좀 걸리는 일이지만 이 책을 읽으면서 얻을 수 있는 이득 중의 하나는 우울증을 극복하기 위한 특정한 싸움에서 전문가로부터 어떤 도움 받을 필요가 있는지 명확히 알 수 있다는 것이다.

사라의 회복일지

발췌 1

우울증은 어느 누구도 당신을 대신하여 해줄 수 없는 인생의 과제와도 같은 것이다. 이전에는 아무도 이 과제가 얼마나 어려운지, 얼마나 많은 시간이 드는지, 얼마나 고통스러울 수 있는지 당신한테 미리 말해주지 않았다. 아무런 준비도 되어 있지 않은 상태에서 그 일이 닥쳤을 때 당신은 모두를 포기하고 아무것도 아닌 상태로 무너져 버리고 싶을 것이다. 무엇과 비슷하게 되어갈 것인지 당신에게 미리 알려주는 실제적인 징후도 표시도 없고 안내문 따위도 받지 못한다. 그리고 당신이 그것을 알아차리기도 전에 사람들은 당신의 진전이 아니라 당신의 실패나 단점으로 당신을 판단하게 된다. 심판은 가이드라인과 암시를 해주기 때문에 공정한 사람이 될 수 없다. 심판은 주위에서 '가장 나쁜' 당신 자신이 되는데, 그는 당신의 신뢰를 저버리는 사람이고 발병되기를 바라는 바로 그 지점에 이를 때까지 당신의 취약성을 이용하는 사람이다. 당신은 낭비적이고 무의미해 보이는 이 과제를 그만두고 싶어 한다. 그러나 이 과제는 당신에게 주어진 것 가운데 가장 중요한 것이다. 그것은 길고 지루한 에세이지만 거기서 반드시 만점을 받아야만 한다. 이 만점은 내용이나 구성 혹은 품질에 의해 주어지는 것이 아니다. 이러한 득점은 당신 자신을 믿는 매 순간마다 주어지고 조금이라도 더욱 스스로를 좋아하는 데서 나오는 것이다. 당신은 스스로에게 상으로서 그러한 별표를 달아주는 사람이기 때문에 등급을 큰소리로 외치는 사람이 된다. 해내야 할 과제가 바로 당신이고 당신은 심판이자 전문가이며 당신 자신을 잘 알고 스스로를 걱정하며, 자신에게 "나는 100%의 가치가 있다"라고 말할 만큼 스스로를 충분히 사랑하는 사람이다.

1장

우울증 인식하기

◆◆◆

우울증! 우울증이라는 것은 오랫동안 내 자신에게 적용되어 왔던 그런 단어가 아니다. 그럼에도 불구하고 되돌아보면 지금 나는 수년 동안에 걸쳐 우울했으며 어떤 도움이 필요하다는 것을 인정해야 할 것 같다.

◆◆◆

우리는 모두 이따금씩 '조금은 우울해지곤' 한다. 우리는 종종 삶이 너무 힘겨울 때 우리가 어떻게 느끼는지를 표현하기 위해서 이 말을 쓴다. 그래도 이 책에서 말하는 의미로서의 우울증을 앓고 있다고 암시하는 경우는 드물다. 정상적이고 슬픔을 느낄 거라고 예상되는 시기로부터 '임상적인 우울증'에 사로잡혀 있는 시기를 구별하는 것은 중요한 일이다.

우울증이라는 용어를 매일 사용하는 것은 살아가면서 우리를 지치게 만드는 어떤 스트레스나 도전적인 사건을 다룰 때 벌어질 수 있는 것을 가리키는 경우가 더욱 흔하다. 집안에서나 직장에서 갈등으로 가득 찬 관계는 '인생이 힘겹다'는 의미를 가져다준다. 우리가 사랑했던 사람을 잃음으로써 우리는 슬프고 심지어 무너져 내리기도 한다는 것은 충분히 이해될만한 일이다. 그 사람이 우리에게 얼마나 큰 의미가 있었는지 반추해 보게 만드는 그러한 상실을 자각하면서 불가피하게 다가오는 침울한 기분에 휩싸이는 시기가 있다. 이런 애도기간은 우리가 사랑했던 사람의 부재를 인정하게 되고 그들 없이 인생을 살아가는데 점차 순응하게 해주는 데 매우 중요하다. 이 시기는 가슴이 터질듯이 슬픈 시간인데도 그 사람은 사랑의 지지 속에서 슬픔을 참아내고 이겨내게 된다. 급성애도기간이 지나간 후에는 사람들이 더 강해진 자신을 느낄 수 있고 그들의 삶이 대단히 슬퍼지면서 동시에 그들의 비탄이 얼마나 깊었는지 음미할 수 있게 된다.

임상적인 우울증은 단지 슬프거나 가족을 잃은 감정 혹은 지나친 스트레스의 감정에 관한 것만이 아니다. 우울증은 지속적으로 침울한 기분, 에너지의 결핍, 집중과 기억의 어려움 그리고 정상적으로 즐거움과 자극의 원천이 되는 것들에 대한 관심의 현저한 결여로 그 특징을 삼을 수 있다. 슬퍼지거나 화났던 경험과는 달리 우울증은 다른 사람들의 관심이나 어떤 즐거운 오락거리 혹은 색다르고 기쁜 이벤트 등에 쉽사리 반응하지 않는다. 우울증은 환자를 인질로 잡아놓고 그들을 풀어주기 위해 제시된 그럴듯한 모든 제안을 고려하는 것마저도 거절하는 듯이 보인다. 일반적으로 우울증은 다른 사람들로부터 철수하게 만들고 자신에 대한 적대감을 야기해낸다. 환자는 단지 어떤 실패나 중요한 상실 때문에 고통을 받을 뿐만 아니라 그들 자신이 '실패자'라는 확신을 지니고 있게 되며, 그들의 인생에서 아무것도 해결되지 않으리라는 확신을 갖게 된다.

사라는 우울증의 초기 단계에서 자신의 경험을 일지에 적어놓고 있었다. 그녀의 설명은 혼란과 고립감이 우울증의 특징이라고 전해준다.

우울증은 한 인간이 생각하고 느끼고 행동하는 방식에 어떤 특정한 일련의 변화들을 가져오는 것으로 그 특징을 삼을 수 있다. 심리적인 고통의 경험은 물론이고 그 사람의 신체적인 행복감도 감소시키며 수면과 식욕과 에너지의 수준에도 영향을 끼친다. 우울증의 주요한 증상들을 다음과 같은 도식으로 그려서 설명해 볼 수 있다. 증상들은 일반적으로 우리의 사고와 감정 행동 그리고 신체 상태에 어떤 영향을 주느냐에 따라서 나눌 수 있다.

사라의 회복일지

발췌 2

요즘 나는 시간이 있어도 무엇을 해야 할지 모르겠다. 거의 모든 것이 다 하찮게 여겨지고 그 어느 것도 더 이상 중요하지 않은 것 같다. 항상 우울하게 느껴지지는 것은 아니지만 삶이 수렁에 빠져든 느낌이 든다. 나는 마치 내 자신한테 어떤 것들을 감추려는 듯이 멍한 상태로 많은 시간을 보낸다. 다시 말해서, 내 기억은 막혀 있고 내 감정도 봉쇄되어 있으며 내 자신이 걸어 다니는 돌조각인 것처럼 느껴진다. 어떨 때는 괜찮은 느낌으로 생각되기도 하지만 곧바로 내 기분은 바뀌고 다시금 오싹해진다. 낮 동안에 가끔 그렇게 익숙해진 절망의 시간으로 되돌아가는데, 그럴 때면 나는 내 머릿속에서 내 스스로 이렇게 외치는 소리를 들을 수 있다. “도와줘요, 어떻게 하면 좋을까요?”

우울증의 증상

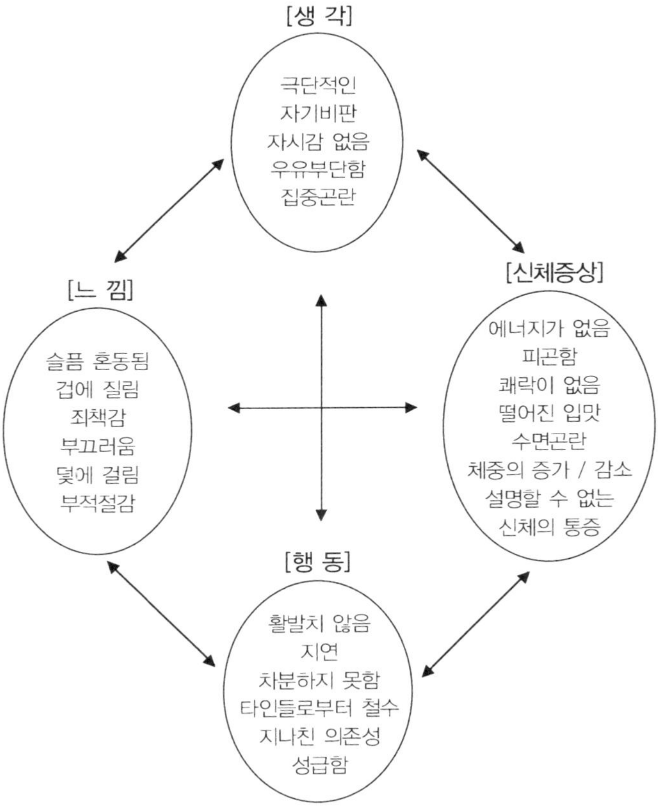
[생 각]
극단적인
자기비판
자시감 없음
우유부단함
집중곤란
[느 낌]
슬픔 혼동됨
겁에 질림
죄책감
부끄러움
덫에 걸림
부적절감
[신체증상]
에너지가 없음
피곤함
쾌락이 없음
떨어진 입맛
수면곤란
체중의 증가 / 감소
설명할 수 없는
신체의 통증
[행 동]
활발치 않음
지연
차분하지 못함
타인들로부터 철수
지나친 의존성
성급함

각각의 증상군들은 부정적인 정신 상태와 부정적인 신체 상태에 개개인을 더 깊이 끌어들이면서 다른 증상군에 영향을 준다.

우울증의 특징적인 생각

우울한 사람들의 생각은 극단적인 자기비판, 비관주의, 미래에 대한 절망감, 그리고 자신들이 인간으로써 어떤 면에서는 실패자라는 뿌리 깊은 확신 같은 것들을 특징으로 삼고 있다. 우울한 사람들에겐 자신들의 인생에서 실패나 약점을 가리키는 가능한 모든 표시에만 오로지 초점을 맞춤으로써 과거의 중요한 성취나 업적에 대해서는 더 이상 고려하지 않는 것처럼 보인다. 이러한 편견은 심각하게 그들의 집중력을 떨어뜨린다. 다시 말해, 아주 심한 우울증 환자는 신문이나 책의 한 단락 이상을 읽기도 어렵다는 것을 알게 된다. 자신감의 결여도 그와 마찬가지로 그들이 직면하게 되는 가장 단순한 결정조차도 엄청난 부담이 될 수 있다. 즉 그들은 올바른 일을 하는데 있어 스스로를 믿을 수 없게 된다.

아마도 우울증의 가장 흔한 증상은 자신의 마음을 딴 데로 돌리지 못하고서 부정적인 강박사고를 경험하는 것이다. 이런 사람들은 끊임없이 괴로움을 당하는데 그 까닭은 그들이 살아가는 데 있어 스스로가 통제되지 않고 절망적인 것으로 경험되기 때문이다. 매일의 삶들이 겁에 질리고 예측할 수 없다고 느껴진다. 그들은 자신들의 삶에서 장래의 스트레스에 대처할 만한 여력이 없다고 느끼기 때문에 무언가 좋지 않은 일이 일어날 수 있다고 생각하며 두려워한다.

우울증의 특징적인 느낌

우울한 사람들은 그처럼 강렬한 고통을 겪을 수 있어서 다른 사람들 같으면 충격을 받을 수도 있는 공포 때문에 자신들의 내부적인 혼란에 대한 논의를 꺼리게 된다. 그들은 자신들이 어떻게 느끼는지를 정확하게 설명할 수 없다고 생각하며 내면의 경험 때문에 혼란스럽고 두려울 것이다. 다른 사람들에게 오해나 비난을 받을 것이라는 두려움 때문에 자신의 감정을 알리지 않고서 계속 간직해두려고 한다. 이러한 감정들에는 전형적으로 수치심과 죄책감 그리고 불안감이 포함되어 있다. 우울한 사람들의 인생에는 쾌락을 가져다주는 일이 극히 드물다. 이전에는 그들에게 매우 중요했던 활동들이 더 이상 관심을 끌지 못한다. 슬프거나 음울한 테마들이 그들의 대화 속에 스며들어 있다. 사라는 다음과 같은 식으로 우울했을 때의 느낌을 묘사했다.

> 나는 내 머릿속이 어떻게 되어 가는지 몰라 너무도 괴롭다. 나는 혼란스럽고 당황스러우며 내가 하는 모든 일에 대해 확신할 수가 없다. 나는 이전에는 행복하고 쾌활하고 자신만만하곤 했었다. 내 인생을 즐기며 살았다. 그 모든 것들이 어디로 사라졌을까? 내가 왜 이처럼 느끼는지, 왜 이렇게 지치고 슬프고 외로운지 그 이유를 알 수 없다. 내겐 온기가 필요하다. 내부가 따뜻해질 필요가 있다. 모든 것이 차갑고 낯설게 변해버린다. 누군가가 나를 꼭 껴안아 주길 원하지만, 내가 요구하면 사람들이 그 이유를 이해하지 못할 것이고 내가 미쳤다고 생각할 것 같다는 느낌이 든다.

우울증의 특징적인 신체증상

우울증은 많은 사람들에겐 바로 신체적인 경험이 되고 그들이 묘사한 증상들은 그들이 신체적으로 경험한 변화들과 흔히 관련되어 있다. 그들은 내부 깊숙이 상처받은 감각을 묘사할 수도 있거나 혹은 그들을 걱정하게 만들지만 뚜렷한 신체적 원인이 없는 막연한 신체증상들을 가질 수도 있다. 수면장애는 아마도 우울증의 가장 흔한 신체증상일 것이다. 환자들은 대개 중간에 자꾸 깨는 수면양상을 보고하는데 푹 잘 쉬었다거나 상쾌해진 느낌도 없이 아침 일찍 깨어나게 된다. 그들의 정상적인 식욕에도 영향을 미치는데 지나친 과식과 체중증가를 가져오든가 음식에 아무런 관심도 없어져 체중감소를 가져오게 된다. 그들은 섹스를 할 수 없게 되고 그런 일에 아무런 관심도 없으며 이것이 그들에겐 중대한 걱정거리가 될 수 있다.

우울증의 특징적인 행동

어른이나 어린이들 모두 비슷하게 우울증은 오랜 기간 동안 드러나지 않은 채로 진행되다가 전혀 예상치 못한 방식으로 그 문제를 드러내게 된다. 예를 들면, 청소년은 가게 좀도둑이나 방화 혹은 학교에서의 분열적인 행동을 일삼는 등 특징적이지 않은 방식으로 행동하기 시작한다. 어른은 성적인 발기불능이나 심하게 우물쭈물하는 지연 혹은 뚜렷한 원인도 없이 애매한 신체증상들과 같은 문제를 호소할 수도 있다. 흔히 어른들은 고통을 없애려고 술을 과용하게 되는데, 그것은 오히려 장기간에 걸쳐 더욱 좋지 않은 느낌을 만들어 주고 그들의 기본적인 불적절감을 가중시켜 준다. 알코올은 일시적으로 우울증의 고통을 무디게 해줄 수 있지만 과도하게 섭취할 경우 실제로는 그런 환자의 기분을 강화시켜 주는 약물이다.

활동이 눈에 띄게 느려지는 것은 우울증의 흔한 양상이지만 어떤 환자들은 내부적으로 경험하게 되는 고통의 느낌을 차단하려고 차분하지도 못하고 심지어는 과잉행동을 보일 수도 있다. 지나친 '분주함' 은 우리가 정서적으로 혼란 중일 때 우리의 주의를 딴 데로 돌리게 되는 방어기제일 수 있지만, 그것은 무언가 잘못되고 있음을 더욱 쉽사리 알아챌 수 있는 각별히 가까운 사랑하는 사람들과 함께 있을 때 끊임없이 초조해 하고 성급해 한다는 느낌을 우리에게 남겨준다. 행동이 느려지리라는 예상과 무언가 옳지 않다는 것을 알아차리게 되리라는 예상이 오히려 바람직해 보인다. 우리가 서문에서 언급했던 수잔은 이 점을 매우 간결하게 표현하였다. "당신이 생각하기 위해 멈춰설 때 당신 자신은 매우 취약하게 된다."

가장 일반적으로 우울한 사람들의 행동은 무기력과 에너지의 결핍과 지연으로 그 특징을 삼는다. 삼십대 중반의 한 남자는 어떻게 자신의 '열의' 가 모두 사라졌는지 묘사했다. 외부적인 요구와 관심사항에 바칠 수 있는 에너지는 거의 남아있지 않다. 잠자리에 누우려는 경향은 너무나 흔히 보인다. 우울증의 경험은 주변에 다른 사람들이 있든 없든 매우 고립되어 있다는 느낌을 만들어 내며, 때로는 사랑하는 사람들과 친구들의 비판과 요구 심지어는 관심까지도 다뤄야 하는 것을 피해보려고 그저 자신의 회사에 처박혀 있는 것이 더 쉬운 것처럼 보일 수 있다.

우울증의 여러 가지 형태

우울증은 각 개인에게 얼마나 심하게 침범됐는지 그 정도에 따라 경증 중간증 및 중증으로 다양해진다. 경증과 중간증에는 부정적인 생각과 낮은 자존심, 예민성, 집중곤란으로 그 특징을 삼는다. 이런 마음 상태가 일정기간(적어도 1년)을 넘어서면 환자는 '불쾌기분장애'(Dysthymia)라는 병을 앓는 것으로 간주되는데, 이 장애는 오랜 기간 동안 지속되고 쉽게 알아차리지 못한 채 진행되는 낮은 형태의 우울증이다. 조금 더 심한 형태의 우울증에서는 동일한 증상들이 더 큰 강도로 경험되고 이런 정신적 고통의 신체적인 현상들도 나타나게 된다. 피로감, 불면증 혹은 수면과잉(너무 적거나 너무 많은 잠), 감소된 식욕, 뚜렷한 체중의 변화, 신체적인 활동과 정신적 활동의 현저한 저하와 같은 증상들은 전문가의 도움이 필요하다는 것을 보여준다. 자살하려는 생각('자살사고' : 역자)은 흔히 표면 아래로 잠복되어 있기 때문에 항상 체크되어야 하고 가장 심각한 상태로 간주되어야 한다. 대부분의 이러한 증상들이 적어도 두 주일 동안 매일 경험된다면 중증의 우울증이나 '주요 우울증'(Major Depression)이란 진단이 적용될 수 있다.

'양극성장애' 혹은 '조울증'은 적어도 일회의 고양증이나 조증이 끼어들어 있는 우울증의 심각한 에피소드를 가리킨다. 기분 변화의 패턴은 시간을 두고 관찰될 수 있는데, 앞에서 언급된 주요우울증의 증상들이 극심한 초조와 고양이란 개인적인 경험과 교대되어 나타날 수 있다. 이러한 '기분 좋은' 에피소드 기간에 환자는 참을 수 없이 쏟아지는 말, 자신에게 어울리지 않는 부적당한 행동, 그리고 때로는 환자한테 강압적이지만 완전히 비이성적인 믿음들을 보여준다.

소아청소년들의 우울증

소아와 청소년기에 점차 늘어가고 있는 우울증의 발병에 대한 관심이 증대되어 왔다. 우리가 앞에서 우울증 진단에 이용했던 동일한 기준들이 소아에게도 적용되지만 어느 정도 변형이 필요함을 알게 되었다. 예를 들면, 여러 연구보고에서는 우울한 어린이 5명 가운데 4명이 슬프다기보다는 흥분하기 쉬운 그런 인상을 더욱 쉽게 내보일 수 있다는 것이다. 또한 어린이들은 자신의 고통을 분열적인 형태의 행동으로 외면화하는 경향을 보여 '행동장애' 라고 파악되는 결과를 초래할 수 있다. 우리는 흔히 그들이 이겨내려고 노력하는 우울증의 경험을 못보고 그냥 넘겨버릴 수 있다.

몇몇 연구자들이 알아낸 것은 우울한 어린이들 가운데 특히 학령기 이전의 아이들과 청소년기 이전의 아이들은 슬프고 절망적인 감정을 말하기가 쉽지 않고 그 대신 얼굴표정과 자세로 우울해 보이는 경향을 내비친다는 것이다. 어린이들이 청소년기의 나이에 다다르면 그들의 우울한 기분은 성인의 것과 비슷해진다. 그들은 우울하다는 감정을 표현하게 되고 종종 그들을 괴롭히는 신체증상들을 호소하게 된다. 나이가 더 많은 십대들한테는 우울증이 섭식장애, 약물남용장애와 공존하기 쉽다. 주목할 만한 다른 증상들로서는 사회적 철수와 지나친 걱정 그리고 행동 문제가 있다.

자살사고와 그 시도는 우울한 젊은이들한테 매우 흔한데, 그중에서도 학령기 이전과 청소년기 이전의 우울한 아이들 그리고 우울한 청소년들한테서 3분의 2를 차지할 정도다. 여러 연구자들은 우울증을 앓는 소아와 청소년들의 6%에서 12%가 실제로 자살을 시도했음을 보고하고 있다. 이런 비율은 우울한 어른들보다 젊은 층에서 더 높이 나타나는 것 같다.

산후 우울증

많은 여성들이 출산 이후에 울음이나 불면증 그리고 식욕부진 같은 증상들을 내보일 수 있다. 이런 경험들은 동일한 시기에 경험되는 호르몬의 심각한 변화에 대한 정상적인 반응으로 여겨진다. 그럼에도 주요 우울증 에피소드가 분만 후 몇 주일 내에 발병하게 되면 산후 우울증으로 정의할 수 있다. 이 장애의 증상들은 임상적인 우울증의 증상과 매우 유사하다. 이런 여성들은 출산 이전에도 종종 정서적인 문제와 취약성을 지니고 있었던 것으로 알려져 있다. 이런 장애를 경험한 여성들 가운데 소수에서 발생하는 증상들이 극도로 심해질 수 있고 무능하게 만들 수 있다. 아기의 출생을 간절히 고대했던 어떤 여성들은 자신들과 전혀 어울리지 않는 방식으로 아기를 적대시하는 것처럼 보인다. 그들은 어떤 면에서 아기가 '나쁜' 것이라고 확신하면서 아기를 방치하거나 심지어는 목숨까지 위험하게 만드는 식으로 행동할 수도 있다. 이처럼 심각한 산후우울증에 잘 걸릴 수 있는 취약성은 특히 양극성 우울증의 병력을 지닌 여성들에게서 발견된다. 조울증의 증상을 경험한 여성들은 분명히 그 자신과 자녀 둘 모두의 보호를 위해 긴급하게 의학적 조치를 받을 필요가 있다. 심각한 산후우울증일 경우에는 비록 엄마와 아기

사이의 유대관계 형성에 중요한 바로 그 시기에 엄마와 아기를 떼어놓는 부작용이 따르더라도 매우 흔하게 입원치료를 권유하게 된다. 가족과 건강관리요원들은 흔히 그처럼 어려운 결정을 내려야 하고 궁극적으로 그 결정은 여성의 회복에 우선권을 둘 수 있으며 이런 결정이 아기에게도 가장 좋은 혜택이 되리라고 믿을 수 있어야 한다.

누가 우울증에 걸리는가?

우울증의 유병율은 전체 인구에서 어떤 주어진 시기에 평균 5.2%라는 보고가 있다. 이런 비율은 실제적인 숫자보다 적게 평가된 것으로 받아들여지고 있다. 대개 25세에서 65세 사이의 사람들에게서 나아에 따라 발병율도 증가한다. 65세 이상의 집단에서는 10%에서 17%의 사람들이 어느 한 시기에 분명히 우울해 한다는 통계가 나와 있다. 우울증을 '정신의학의 감기' 라고 불릴 정도로 흔한 빈도에도 불구하고 우울한 사람들 가운데 단지 10명당 1명꼴로 전문적인 도움을 찾을 뿐이다. 불행하게도 많은 환자들은 자신들의 성격에 결함이 있다는 수치심 때문에 어떤 종류의 도움도 구하지 않으려고 한다.

그 대부분이 어른들에게서 발병되지만 우울증은 어린이들로부터 노인들에게 이르기까지 어느 때든 발병될 수 있다. 3,000여 명의 재학생들을 대상으로 한 연구에서는 5% 정도가 경증 내지 중간증의 우울증이 있다고 보고되었다. 어린이들의 그런 반응에 대한 더욱 흔한 설명으로는 만성적인 부부갈등이나 부모로부터의 거부 혹은 학교생활의 적응에서 오는 심한 스트레스 등이다. 슬픔과 불안 그리고 공포가 어린이 우울증의 특징이지만 이러한 문제는 종종 낮은 학업성적과 공격적인 행동으로 반영되는데, 특히 공격적인 행동은 부모로 하여금 이런 자녀들이 단지 비행을 저지르는 것으로 오해하게끔 만들 수도 있다. 여러 대륙에 걸쳐 시행된 조사연구에서 한 가지 주목할 만한 일치된 소견은 여성들이 남성보다 대략 두 배나 우울증을 경험하기 쉽다는 것이다. 우울한 여성들의 최대다수가 20대에서 40대까지의 집단이다. 하지만 학생이나 전문직과 같은 비슷한 역할을 할 때에는 우울증에 걸리는 남녀의 숫자는 거의 똑같다. 여성들이 남성들보다 더 쉽게 우울해지는 까닭이 여성의 생물학적인 체질인지 아닌지 그에 대한 논쟁은 뜨겁게 달아올라 있다. 여성들이 고립감과 사회적 지지의 결여에다가 덧붙여진 가정과 가족들의 스트레스에 노출되지 않을 경우에는 남성들과 마찬가지로 우울증에 취약한 것은 아니다.

당신의 기분 측정

여러분은 위에서 무엇을 배웠을까? 여러분 자신의 우울증 경험에서 어떤 것을 알아차리게 될까? 아마도 여러분은 그 어떤 것이 잘못 되었음을 알고 또한 이젠 그에 이름을 붙이는 일—적에게 얼굴을 드러내는 일—이 더 쉬워지고 있다는 것을 알고서 두려워하고 있었다. 여러분의 우울증 경험이 무엇이었는지 명확히 하도록 돕기 위해 미국정신의학회의 진단기준에 근거한 12개의 가장 흔한 우울증상들로 이뤄진 체크리스트를 들여다보자. 각각의 증상을 읽고서 최소한 지난 2주일 동안 대부분의 시간에 여러분이 어떻게 느껴왔는지 기술된 것이 있다면 '예' 라는 곳에 체크한다. 우리는 '기분 나쁜 날' 에는 이런 증상들 가운데 어느 것이라도 갖게 되는 경향이 있지만 임상적인 우울증의 특징이 되는 것은 이런 증상들이 적어도 두 주일 이상 지속적으로 경험될 때이다.

만약 여러분이 처음 두 항목 중 하나라도 '예' 라고 표시했거나 나머지 항목들 중 적어도 4개에 '예' 라고 했다면 이는 치료가 필요한 우울증을 경험해 본 것이라고 할 수 있다. 점수가 높을수록 여러분의 우울증도 심각한 것이다.

체크리스트의 마지막 항목으로 12번째 질문인 자살사고에 대답할 때에는 특히 관심을 기울여야 한다. 죽어 버린다면 모든 일이 다 편안해질 것으로 생각하는 것은 우울한 사람들에게 흔히 있는 일이지만, 여기서 꼭 강조해 둘 것은 만약 이러한 생각이 자주 들거나 여러분이 '모든 것을 끝낼 수 있는' 방법에 관해 구체적으로 생각할 정도로 진행되고 있다면 그때는 전문가의 도움이 불가피하다는 것이다.

요약

우울증은 보편적인 특징들을 갖고 있지만 개개인은 증상의 조합에 따라 약간씩 다르게 경험할 수 있다. 어떤 사람들에게는 강렬한 신체적 경험이 되고 그들의 에너지 수준과 전반적인 웰빙 감각에 영향을 준다. 다른 것들은 그럭저럭 유지되고 있지만 그들의 과잉행동은 도피에 근거하고 있다. 어떤 환자들은 부정적인 생각과 무시무시한 개인적인 실패의 느낌에 휩싸여 오랫동안 지속된 내적인 고통에 빠져들기 쉽다. 만일 이러한 고통이 오랜 기간 계속되면 그들의 기능이 위태로워지는 것은 불가피하다. 개인적인 관계는 심각하게 부자연스러워질 수 있고, 직장 동료들도 그들이 중요한 프로젝트에 짜증스러워하고 뒤처지며 자꾸 뒤로 미루거나 혹은 다른 동료들과의 동아리에서 물러나려는 것을 알아채게 될 것이다. 우울증이 활기를 불러일으키기도 하지만, 아무래도 우울증은 환자들을 혼란스럽고 두려워하게 만들며 극단적인 고립과 외로움을 경험하게 해준다.

우울증 체크리스트

아래의 증상들 가운데 지난 2주일 이상 경험한 여부에 따라 '예' 혹은 '아니오'에 체크하시오.

	예	아니요
1. 대부분의 시간에 기분이 다운되어 있다.	____	____
2. 정상적으로 내게 매우 중요한 사물들로부터 기쁨을 얻지 못한다.	____	____
3. 항상 피곤함을 느낀다.		
4. 집중할 수 없고 자세한 것을 기억하지 못한다.	____	____
5. 체중이 아주 극적으로 줄었다.	____	____
6. 잠을 자꾸 깨고 잘 쉬었다는 느낌을 갖지 못한다.	____	____
7. 평소보다 훨씬 더 신경이 예민하다.	____	____
8. 내 스스로 결정을 내릴 수 있다는 능력에 대해 자신감을 잃었다.	____	____
9. 내 생각들은 대부분 자기 비난적이고 암울하다.	____	____
10. 왜 그런지 까닭도 모르면서 죄책감을 느낀다.	____	____
11. 내 신체에서 나를 괴롭히는 감각을 느낀다.	____	____
12. 자살하고 싶은 생각이 든다.	____	____

2장

우울증의 원인

대부분의 우울증은 개인의 인격과 사회적 환경에 서 특정한 취약성에 영향을 주는 스트레스의 끝에 오는 결과물로 가장 잘 이해되고 있다. 어린 시절에 겪은 부정적인 경험들과 삶에 대한 엄격한 규칙들과 스트레스를 주는 사회적 압박감 그리고 생물학적 취약성이 사람들로 하여금 우울증에 쉽게 걸리도록 만들고 이러한 원인들에 대해 이제부터 개별적으로 논의해 보려고 한다.

우울증에 걸리기 쉬운 어린 시절의 경험

아마도 우울증에 걸리기 쉬운 사람들의 가장 두드러진 특성은 인간으로서 그들 자신에게 근본적으로 나쁘거나 무능한 그런 것이 있다는 믿음일 것이다. 이런 것을 우리는 종종 '초라한 자기-이미지' 라고 부른다. 우리 자신들에게 갖는 이미지는 주로 우리를 키워주는 가장 가까운 사람들로부터 받게 되는 피드백을 통해 형성된다. 무반응의 부모 혹은 끊임없이 비판적이거나 학대하는 부모들은 결국 아이한테 부적절하고 사랑받지 못한다는 느낌을 만들어 주게 될 것이다.

부모의 상실과 심각한 질병과 입원 같은 외상은 아이의 안전감을 위태롭게 만든다. 수많은 연구들은 우울증이 어린 시절에 겪은 부모의 상실 때문에 생겨난다는 이론을 검증한 바 있는데, 부모의 상실은 훗날 우울해질 수 있는 취약성을 만들어낸다는 것이다. 어른이 돼서 겪는 비슷한 경험들 혹은 사랑하는 사람으로부터 상실이나 포기의 위협은 결코 해결된 일이 없는 채로 흔히 잠재의식에 묻혀 있던 고통스런 기억들을 다시금 되살아나게 할 수 있다. 많은 연구에서 이러한 결과들이 나왔지만 가장 최근의 조사연구에서 가장 중대한 것은 조기 상실 이후에 아이가 경험하게 되는 돌봄이라는 것이다. 따라서 부모의 상실 이후에 아이에 대한 한결같은 돌봄이 결여되면 훗날 우울증의 발병을 예상하게 되는 것 같다.

우울한 어린이와 청소년들에 대한 연구에서는 이러한 사람들이 부모와의 밀접한 관계를 맺고 있다고 느끼지 못하는 것으로 밝혀진다. 이런 환자들은 어머니나 아버지가 자신들을 거절하고 통제하며 따뜻한 애정을 거의 보여주지 않는 사람이라고 말한다. 그러한 연구결과는 '낮은 애정'과 '높은 통제'로 나타나는 어린아이의 양육 스타일이 시종일관 우울증과 관련된다는 것이다. 높은 기준을 설정하는 부모와 매섭게 비난하고 간섭하며 자녀들이 부모들의 높은 기대치에 따르도록 통제하는 부모들은 끊임없이 자신을 꾸짖고 쓸데없는 존재라며 스스로를 공격하는 그런 자녀를 만들어낸다.

부모와 자녀간의 애착관계의 성질이 우울증의 무대를 마련하는 것처럼 보인다. 자녀들과 관계를 맺는 부모의 방식에 스며들어 있는 가혹함은 부모들 자신이 어린 시절에 자녀로써 받았던 애정의 결여를 직접적으로 반영해주는 일이 매우 흔하다. 부모 자신의 어려운 성장과정의 결과 그들은 아이들의 정서적 욕구에 마음 편히 반응할 수 없고 애정추구나 의존적인 행동을 못 받아들인다. 이러한 경험에 노출된 어린이들은 우울해지기 쉽고, 어린 시절에 그러한 사건들을 경험했던 어른들은 훗날 비슷한 경험에 직면했을 때 우울반응에 걸리기 쉬울 것이다. 이러한 영향들은 그 사람의 마음속에 개인으로서 자신의 가치나 능력에 대한 부정적인 생각을 만들어냄으로써 작용하는 것처럼 보인다. 좋지 못한 초기관계도 역시 스트레스를 받는 상황을 피하거나 해결해 나갈 수 있도록 도와주는 건강한 관계를 형성할 수 있는 능력을 해치게 된다.

삶의 엄격한 규칙들

대처하는 전략들은 어린 시절 수없이 반복되는 경험들에 근거하여 수립되고 궁극적으로는 삶을 위한 규칙으로 우리 마음속에 자리를 잡게 된다. 우리 각자는 소속감을 느끼고 우리 자신에 대해 좋은 감정을 느끼기 위해서 반드시 해야 할 필요가 있는 것에 대한 개인적인 결론에 이르게 된다. 이러한 규칙이 우리 마음속에 확고하게 틀을 잡게 되면 이 규칙을 깨뜨리는 어떤 일이 생길 때나 혹은 단지 그 규칙에 따라 살 수 없을 때에 우리는 우울증에 빠지기 매우 쉬워진다.

예를 들어, 무반응적이거나 가혹하게 비난하는 부모 때문에 상처를 받은 사람들은 그들이 다른 사람에게 사랑받고 인정받고 있다는 것을 확인하는 데에 많은 에너지를 쏟을 것이다. 그들은 대처 전략이나 '규칙'에 따라 생활하게 되는데, 다시 말해서, "내 자신에 대해 좋은 느낌을 갖기 위해 다른 사람들이 나를 좋아하고 있다는 것을 확인해야만 한다"라거나 혹은 "다른 사람들로부터 인정받고 사랑을 받으려면 나는 항상 그들의 욕구를 먼저 들어

줘야 한다"는 것이다. 그들은 다른 사람들의 욕구를 들어주기 위해 그들 자신의 욕구와 소망을 가볍게 여겨야 한다. 다른 사람들의 눈으로 보면 이렇게 해서 그들을 받아들이는 것에 대해 그들 스스로 만족하게 되고 그들 자신의 개성을 억제하게 된다.

다른 사람들은 "내 자신에 대하여 좋은 감정을 느끼려면 모든 것을 완벽하게 해내야 하고 무엇을 하든 항상 정상에 있어야만 한다"는 삶의 규칙을 적용하려고 애쓴다. 그들은 오로지 '혼자서 힘껏 해내는' 능력과 그 성취에 의해 자신의 가치를 평가한다. 그들은 자신들이 이룬 업적으로 의미 있는 존경을 받을 수 있다고 믿으며 다른 사람들의 눈에 낮춰 보일 것으로 믿는 그 어떠한 실패도 두려워한다. 그들은 어린 시절의 경험을 통하여 아무리 가까워지길 바라더라도 그렇게 하는 것이 안전하지 못하다고 확신하게 된다. 그들은 다른 사람을 의지할 수 없듯이 그들 자신만을 의지해야 한다는 믿음을 근거로 삼아 살고 있으며, 또한 다른 사람들이 그들을 후원하고 싶도록 만들 수 있는 그 무엇이 그들에겐 결여되어 있다고 믿는다. 이러한 대처 전략의 밑바탕에는 친밀감과 소속감에 대한 욕망이 깔려 있다. 이런 요구에 대한 좌절 때문에 그들은 우울증에 쉽게 걸릴 수 있다. 친밀한 관계에서 제외되어 있고 소속감을 이룰 수 없다는 감정의 경험은 우울증으로 쉽게 빠질 수 있는 깊은 상실이 된다.

이러한 규칙들이 어느 정도 자존심을 유지시키고 자신이 좋지 않으며 사랑받지 못한다는 깊은 의혹으로부터 스스로를 지켜주는 진정한 시도가 될지 몰라도 그 규칙들로 인해 그는 우울증에 걸리기 쉬운 상태가 된다. 다른 사람들의 인정이라는 움직이는 모래 위에 자부심을 세우는 일은 분명히 매우 의심스럽고 위험한 모험이라 할 수 있다. 필연적으로 인간관계에는 갈등이 있기 마련이고 어떤 사람들은 우리가 그들의 기분을 상하지 않으려고 아무리 조심하더라도 우리가 하는 일을 인정하려 하지 않는다. 인정에 대한 지나친 욕구를 가진 사람들은 반대나 불찬성에 부딪치게 되면 끊임없이 자신들에 대해 좋지 않은 감정에 빠지기 쉬워진다.

임상 경험에 따르면 우울증 환자들에게 매우 흔한 자기비난이나 자기비판은 어린이로서 그들에게 향했던 태도를 반영해 주고 있다. 그렇지만 몇몇 환자들한테는 이런 부정적인 생각들의 양식은 어린 시절에 그들에게 노출되었던 것의 과잉평가이다. 그들의 부정적인 생각은 그들이 받아들여지지 않거나 사랑을 받지 못함을 알려주는 것 같은 어떤 사건들에 의해 활성화되고 그 이후로 그들의 자부심은 소용돌이치며 곤두박질하게 된다. 그들이 바라보게 되는 어느 곳에서든 그들 자신에 대한 가장 최악의 두려움이 진짜라는 것을 확인하려는 것 같다. 우울증은 긍정적인 사건들조차 환자의 마음속에서 꼬이게 되고 스스로에 대해 무언가 좋지 않은 것이 있다는 증명으로 해석하게 되는 그런 방식으로 우리의 지각을 왜곡시켜 버린다. 따라서 그런 사람에게 아주 자연스럽게 건네주는 진정한 칭찬도 다음과 같이 해석될 수 있다. "맙소사, 내가 얼마나 불쌍해 보였으면 내 기분을 북돋아주려고 그런 말을 해야 한다고 생각했을까."

사회적 환경

사람들의 자부심을 손상시키는 요인들 중에는 현재 사회적 상황과 관련될 수밖에 없는 것들이 있다. 형편없는 주거문제, 사회적 고립감 그리고 어떤 지원도 없이 어린 아이들을 키워야 하는 압박감이 우울증의 취약성을 가중시킨다. 정신적으로 건강하게 지내는 데 있어서 사회적 지원의 중요한 역할을 부각시키는 한 가지 흥미로운 조사연구가 있다. 그 연구가 보여주는 것은 스트레스가 심한 사회적 환경 속에서 한 명이라도 가깝고 믿을만한 친구를 둔 여성들의 경우 비슷한 환경에서 그런 친구를 두지 못한 여성들보다 우울해질 수 있는 가능성이 4배나 적어진다는 결과였다. 우리 모두는 우리가 짊어진 짐을 덜어주고 우리가 믿음을 잃었을 때 스스로에 대한 신뢰를 회복할 수 있게 해주며 우리가 우울해질 때 우리에게 쉽사리 엄습해오는 외로움으로부터 놓여날 수 있는 우정이 필요하다.

우리의 자부심의 일부는 우리가 하는 일에서 오게 되고 또 그 일부는 우리가 타인들에게 어떤 가치 있는 기여를 해줬다는 느낌에서 유래한다. 정규적인 고용은 우리의 삶을 관리하는 척도가 되게 하고 다른 사람들과의 상호작용을 만족시켜 줄 수 있는 수많은 기회를 제공한다. 따라서 무직상태는 분명히 개인의 자부심에 악영향을 주고 우울증의 취약성이 있는 경우에는 틀림없이 우울증을 악화시킨다. 한 조사연구는 고용이 되면 10가지 요인들 중 한 가지 때문에 우울증에 걸릴 기회가 줄어든다는 것을 알아냈다. 달리 말해서, 어려운 사회적 상황에 처해있는 개개인들은 만일 그들이 고용이 되어 있지 않을 때에 지속적인 고용상태에 있을 때보다 열배나 더 우울증에 걸리기 쉽다는 것이다.

여러 가지 다른 형태의 사회적인 불공평은 개인의 품위를 손상시킬 수 있다. 좋지 않은 상황을 고쳐보려는 헛된 노력의 반복된 경험은 결국 심리학자들이 '학습된 무기력' 이라 부르는 상태를 만들어낼 수 있다. 이런 상태는 누군가의 인생이 완전히 다른 사람들의 손에 의해 통제되기 때문에 자신은 아무것도 할 수 없다고 믿는 경우에 생기는 마음의 상태이다. 이러한 상황에 처해있는 사람들은 스트레스가 단지 (지나치게 많은 짐을 실은 낙타 위에 지푸라기 하나라도 얹으면 쓰러진다는 의미로서: 역자) '마지막 지푸라기' 일 뿐인 어떤 일이 일어날 때까지 결코 해결되지 못할 것 같은 스트레스들이 점차 쌓여간다는 것을 알게 된다. 마지막 지푸라기 하나가 그들의 정신을 파괴하고 우울증 속으로 던져버리게 된다. 일정 기간에 걸쳐 어떤 형태로든 괴롭힘을 당하는 것도 우울증을 일으키는 불공평의 한 형태이다.

생물학적 요인

특정한 생물학적 취약성들이 뚜렷한 신체적 요소를 갖는 재발성 우울증에 대한 설명으로 제시되어 왔다. 이런 조건에서는 움직임과 말이 느려질 수 있고 환자는 아침 일찍 일어나 그 날을 맞이하기가 힘들 것처럼 느껴지지만 시간이 지남에 따라 기분이 점차 괜찮아지는 것을 발견한다. 식욕은 줄어들고 체중감소는 매우 두드러진다.

우울증에 대한 이런 신체적인 설명들로 인해 뇌 안에서 우리 기분에 영향을 주는 어떤 특정한 생화학적 변화가 있다고 우리는 믿게 된다. 이 연구로는 이러한 변화들이 정확히 무엇인지 분명치 않지만 우리의 감정조절에 관련된 세 가지 화학물질의 역할에 특별한 관심을 집중시켜 왔다. 이 물질들은 도파민 아드레날린 그리고 세로토닌이다. 항우울제들은 뇌 속에서 이러한 화학물질의 유용성을 증가시킴으로써 작용한다. 세로토닌이 최근에 각별한 관심을 받아온 신경전달물질이다. 우울증의 심각한 에피소드에서 뇌 속에서 이용되는 세로토닌의 양이 감소된다고 믿어지는데, 그 결과 우울증의 특징이 되는 피곤함과 마음이 내키지 않음 그리고 수면장애를 일으키는 것이다. 선택적 세로토닌 재흡수억제제(SSRI)라고 부르는 현대의 항우울제는 좋은 기분과 관련된 어떤 화학물질의 유용성을 증가시켜 줌으로써 작용한다.

두 가지 광범위한 이론들에 의해 우울증에서 어떤 사람의 뇌 화학이 바뀌게 된 이유를 설명해 줄 것으로 암시되어 있다. 다름 아닌 유전학설과 진화론이다.

우울증의 유전학설

'유전학적' 관점은 어떤 사람들이 물려받은 유전적인

민감성 때문에 체질적으로 우울증에 걸릴 수 있는 성향이 더욱 강해진다는 것이다. 우리의 유전자는 뇌 속에서 일어나는 그런 화학적인 과정을 통제하고 또한 핵심적인 신경화학물질이 만들어내는 기능부전으로 인해 우울해지기 쉬운 사람으로 되는 일이 가능하다는 것이다. 항우울제가 이러한 기능부전을 고칠 수 있다고 믿어지며, 그 성공적인 결과는 흔히 유전학설을 뒷받침하는 증거로 제시된다.

만일 우리의 유전구조가 우울증을 일으킨다는 것이 사실이라면 비슷한 유전구조를 가진 사람들은 똑같이 우울증에 걸리기 쉬워야 할 것이다. 이를 알아보기 위해 연구자들은 일란성 쌍둥이들의 경험을 주의 깊게 살펴보았다. 우울증에 대한 유전학적 설명에 따르면 쌍둥이 가운데 한 쪽이 우울증에 걸리면 나머지 한 명도 그래야 한다고 자연스럽게 예상되는 일이다. 이런 연구로부터 나온 결과는 일란성 쌍둥이의 한 쪽이 우울증으로 진단된다면 대충 다른 한 쪽의 50%도 우울해지기 쉽다는 것을 증명해주고 있다. 이런 일은 총인구에서 기대되는 것보다 훨씬 더 많고 우울증에 작용하는 유전적인 요인들이 있음을 암시해준다. 이러한 연구의 최종 결론은 유전학이 어떤 사람들한테는 다른 사람들보다 우울증에 훨씬 더 민감하게 만들어 주지만 수많은 요인들이 유전적인 민감성을 임상적인 우울증의 실제적인 에피소드로 바뀌놓는 데 관여하기 쉽다는 것을 보여주고 있다.

진화론과 '우울한 뇌'

폴 길버트 교수는 자신의 저서인 『우울증의 극복』에서 우리가 어떻게 우울해지는지 그에 대해 독특한 설명을 제시하고 있다. 그는 진화론에 의지해서 생물학적 요인과 심리학적 요인 두 가지가 어떻게 상호작용하여 우울증을 일으키는지 설명하고 있다. 그의 기본적인 아이디어는 만일 주변 환경이 필요로 한다면 우리가 특정한 뇌의 상태로 전환될 수 있게끔 프로그램 되어 있다는 것이다. 따라서 우리는 어떤 식으로든 위협을 느끼는 상황에서 불안해질 수 있는 선천적인 잠재력을 지니고 있다. 신체는 자동적으로 아드레날린을 분비해서 우리로 하여금 가능한 위험을 즉각적으로 감지하도록 하고 이 호르몬 덕분에 우리가 회피행동을 취하할 수 있도록 우리에게 에너지를 불어넣어준다. '우울반응'을 일으키는 다른 형태의 상황들도 있는데, 그런 상황에서 낮은 에너지와 쳐진 기분 그리고 우리들 자신에게로 물러나려는 경향을 경험하게 만드는 상태로 뇌는 전환된다. 이런 '우울한 뇌 상태'는 우리가 사랑하는 사람의 상실을 경험하게 되는 상황에서 활성화되고, 또한 결코 승리하지 못하는 어떤 상황, 즉 우리가 두려움(강요된 복종) 때문에 원하지 않는 일들을 어쩔 수 없이 해야만 한다고 느끼거나 장기간에 걸쳐 덫에 걸려들었다고 느끼는 그런 상황에서 우울한 뇌 상태는 활성화된다. 길버트 교수가 말한 대로, "만일 우리가 불행한 결혼생활을 하거나 끔찍한 직업에 종사하거나 혹은 우리가 싫어하면서도 도망칠 수 없는 장소에서 살고 있다면 우리는 아무런 출구도 없이 갇혀버린 것으로 느낄 수 있다." '우울한 뇌' 가 활성화될 수 있는 또 다른 방식은 우리가 스스로한테 완벽성을 요구하고 끊임없이 우리의 포부를 너무 높은 곳에 두고 있을 때이다. 우리가 자신에게 거는 기대를 달성할 수 없기 때문에 우리는 끊임없이 실패감과 패배감을 느끼게 된다.

이렇게 우울한 마음의 상태가 활성화될 때 뇌의 화학은 변하게 되고 우리는 예측 가능한 음울한 양상 속으로 빠져들게 된다. 우리에게 일어날 수 있는 모든 나쁜 일들의 파국적인 이미지들을 마음속에 가득 채움으로써 불안의 경험들을 과장할 수 있는 것처럼 동일한 방법으로 우리가 어떻게 느끼고 있는지에 대해 우리 자신에게 자기비판과 자기비난을 마음속에 쌓아감으로써 우울한 마음상태를 증폭시킬 수 있는데, 이때 우리는 위기를 야기했던 그러한 환경들을 무시하고 있다. 약물치료는 우리가 이러한 마음상태로부터 벗어나도록 해줄 수 있지만, 어떤 점에서는 그런 상태를 야기했던 환경들에 대해 언급할 필요도 있다.

우울증의 에피소드가 심각할수록 생물학적 요인들이 작용할 가능성이 더욱 크다. 따라서 우울증의 에피소드들은 특히 조울증으로 진단된 어떤 사람들에게서 발생할 때 '생물학적' 인 것으로 생각된다. 여기서 조울증은 다양한 조증의 에피소드를 가진 기분장애를 만들어내는 조건이 되는데, 조증은 부적절한 고양과 극단적인 활동성, 충동성, 지나치게 빠른 말, 앞에서 언급된 우울증의 심한 에피소드와 같은 다양한 증상들을 그 특징으로 삼는다. 이런 사람들한테 특별한 약물치료가 가져다주는 거창한 이득은 신경화학적 불균형이 이 장애의 핵심요인이라는 증거가 된다.

요약

우울증은 개인 속에서 활성화된 어떤 특정한 취약성의 결과로 믿어진다. 그 사람의 어린 시절 경험이 자신의 가치와 엄격한 규칙들에 관한 부정적인 신념을 남겨놓게 되는데, 다른 사람들한테서 어느 정도의 자부심과 인정을 보증받기 위하여 엄격한 규칙들에 따라 억지로 살아가는 것 같은 느낌을 받게 된다. 어떤 점에서는 이러한 삶의 규칙들을 충족시키기가 불가능해지고, 또한 사랑받지 못한다거나 자신을 아무도 원치 않는다거나 혹은 부적절하다는 근본적인 느낌에 빠져 우울증이 되고 만다. 그들이 물려받은 유전적인 요인들도 우리의 기분을 조절해주는 뇌 화학변화에 유달리 취약해진다. 최종적으로 우리가 투쟁하고 있는 부정적인 사회적인 환경도 덫에 걸리고 무기력하게 되는 느낌을 만들어내는데, 그런 느낌들이 우리를 우울한 마음상태에 쉽게 빠뜨릴 수 있다.

대부분의 사람들한테는 앞에서 언급된 요인들이 결합하여 우울증의 에피소드를 만들어낸다. 치료할 때에는 여러분의 특별한 경험의 원인이 되었던 각각의 요인들에 유의해야 할 필요가 있다. 회복에는 시간이 걸리기 마련이지만 처음 한 달 정도 여러분 자신에 거는 기대에 신중해질 필요가 있을 것이다. 무엇보다도 여러분이 믿고 있는 사람들한테 안전함을 느낄 수 있어야 하고 그들이 여러분의 말 뿐만 아니라 말로 옮길 수 없는 마음의 상처까지도 이해하고 있다고 느껴야만 할 것이다.

스스로 돕는 연습

우울증은 여러 가지 방식으로 또한 다양한 정도로 경험될 수 있다. 일단 여러분에게 문제가 있다는 것이 확인되면 첫 단계는 일주일 안에 믿을 만한 친구나 카운슬러에게 의논하는 일이다. 이렇게 되면 우울증의 자양분이 되는 고립감의 주문을 깨뜨릴 수 있고 어떠한 지지와 조언을 받을 수 있다. 사람들이 우울해졌을 때 보이는 가장 큰 자기 패배적인 반응 가운데 하나는 스스로에게로 움츠러들고 자신만의 개인적인 지옥을 홀로 견디는 일이다. 우울증은 수치와 비밀이란 토양 위에서 자란다. 달리 말하면, 표현은 우울증의 커다란 적이 된다. 우리가 어떻게 느끼는지에 대하여 우리 자신들과 다른 사람들에게 더욱 더 개방적일수록 우리의 느낌을 변경시킬 수 있는 기회도 그만큼 더욱 커진다.

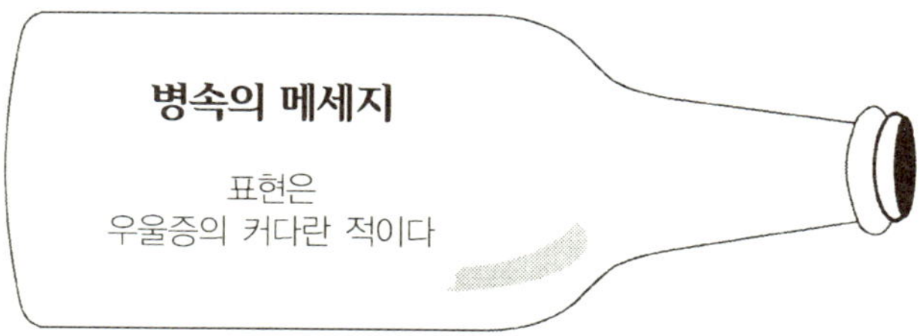

3장

회복의 가장 큰 장애물 : 절망감

사라의 회복일지

발췌 3

난 더 이상 아무것도 할 수가 없다. 공부하려고 할 때마다 내 안에서 나를 방해하여 그만둬야 한다. 난 할 수 있다고 생각되는 게 없어서 아무것도 하지 않는다. 아무런 목적도 없고 모든 게 절망적이다. 아무리 노력한다 해도 아무 소용이 없다. 난 더 이상 내 자신을 믿을 수 없다. 마음속엔 아무런 희망도 없고 내 생각 속엔 행복이 없다. 난 꼼짝할 수 없는 것처럼 느껴지고 거기서 벗어날 수 없다. 나는 뭘 하기엔 너무나 두려운데, 실패할 거라고 생각하기 때문에 내 기분은 점점 더 엉망이 될 뿐이고 그래서 결국엔 아무 것도 할 수가 없다. 내가 할 수 있는 것은 오직 가만히 앉아서 아무 것도 하지 않는 것이기 때문에 내 기분은 더욱 나빠진다. 난 너무 게으르다. 난 아무것도 이해할 수 없다. 말하려는 요점이 뭘까? 아무런 소용도 없고 무가치하고 완전히 절망적이라 난 그게 싫다. 난 너무 두렵다.

여러분이 우울할 때 가장 큰 상처를 받는 것은 고통이 결코 끝나지 않을 것이라는 경험을 강요당하는 느낌이다. 여러분은 다른 사람들이 얘기하는 마음의 평화와 내면의 기쁨을 다시금 경험하리라고는 상상할 수 없을 것이다. 아무런 변화도 없고 마음의 부담을 덜 수도 없으며 어둠을 거둬낼 빛도 없다는 이런 믿음은 절망감을 만들어낸다.

절망은 여러분이 시작하기도 전에 여러분을 패배시킨다는 사고방식을 만들어낸다. 그것은 여러분의 에너지를 서서히 약화시켜서 아무것도 시도할만한 가치가 없다고, 다시 말해, 그 어떤 것도 차이를 만들어내지 못한다고 여러분을 설득하게 될 것이다. 여러분이 설사 노력한다 해도 실패할 것이라고 믿게 만든다. 여러분의 투쟁의지는 다음과 같이 절망감을 유발하는 부정적인 생각들에 압도당할 것이다. "요점이 뭐지? 난 실패자야" 혹은 "내가 무엇을 하든 상관없지, 아무도 관심이 없어." 여러분이 그런 생각을 완전한 진실로 받아들인다는 사실은 이해할 수 있지만 위험한 것이다. 절망감은 여러분 자신과 인생 양쪽 모두에 대한 신뢰감을 해치고 여러분을 개인적인 절망 속에 가둬 버린다. 우리는 부정적인 느낌과 게으름이 서로를 키워줌으로써 여러분한테 그 어느 것도 시도해볼만한 가치가 없다고 확신시키는 악순환으로 절망감을 다음과 같이 그려볼 수 있다.

이 장에서 우리는 절망감을 느슨하게 풀어주고 그 느낌

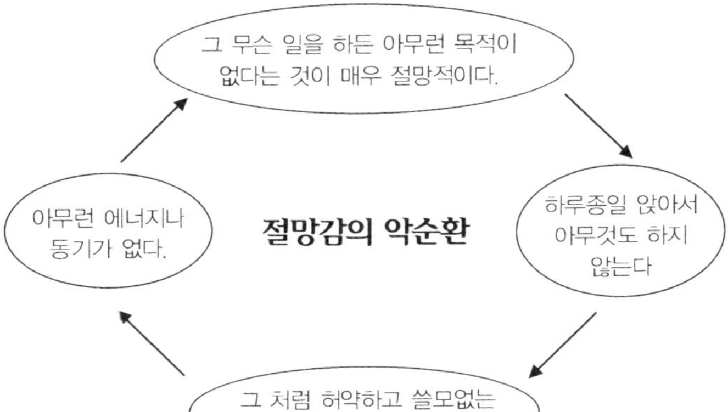

이 만들어내는 패배감을 극복할 수 있는 여러분의 상황을 바라보는 다른 방법들을 생각해 볼 것이다.

'가능성'에 의해 생각하라.

시아란은 29살 된 남자로서 오래된 우울증 병력을 갖고 있었다. 그는 8년 넘게 외래환자 클리닉을 성실하게 다니고 있었는데, 그러던 어느 날 정신과의사와의 면담을 중단하고서 약물처방을 받는 것 이외에 그가 더 할 수 있는 일이 무엇인지 물어왔다. 그는 정신치료를 위해 의뢰된 다음 몇 주일이 지난 후에 자신이 "어리석고 뚱뚱하며 못생긴 사생아"라는 뿌리 깊은 확신에 대해 이야기하였다. 그 어느 것도 이 확고한 신념을 바꿀 수 없을 것 같았다.

어느 날 나는 그의 문제가 모두 다 해결된 상태로 내일 아침 눈을 뜬다면 한 개인으로서 스스로를 어떻게 생각하고 싶은지 물어 보았다. 그는 이 질문에 당황스러워 하면서도 슬퍼하였다. 그는 자신에게 어떤 긍정적인 것도 실제로 말해줄 수 없다는 것을 알아낸 것 같아서 그에게 대답을 써보라고 제안하였다. 그는 노트를 들고 3개의 단어를 썼다: '지적인', '재미있는' 그리고 '사랑스러운'이었다. 그의 허락을 받고서 나는 그에게 그 단어들을 읽어주자 그의 얼굴에는 강렬한 괴로움의 표정이 나타났다. 그는 혼란스러워 말하기조차 힘들어 했다. 결국 그는 그의 마음속 깊은 곳에 이런 긍정적인 자질들이 그 자신에게 진짜로 있어주길 믿고 싶지만 만일 그렇게 하려고 애쓰면 참을 수 없을 만큼 슬퍼진다고 설명했다.

어쨌든 그 자신을 절망적인 사람으로 적어두는 일이 그의 내부에 어떤 착함이 있을 것 같다고 믿는 것보다 덜 고통스러웠다. 그의 절망감은 어떤 면에서는 보호적이었지만 그의 내부에서 활짝 피어나는 색채와 아름다움의 가능성을 방해하는 잡초로 무성한 정원과 같은 것이었다. 우리는 그가 회복할 수 있는 어떤 공간을 만들어낼 수 있을 것으로 생각되는 방법을 찾아내려고 노력하였다. 수없이 많이 노력하고도 성공하지 못한 후에 우리는 엄청난 변화를 만들어내는 단순한 전략을 찾아내게 되었다. 그가 강력하게 저항했던 부정적인 믿음들에 대해 논쟁하는 대신 우리는 두 가지 가능성에 대해 생각해보기로 합의했다. 한 가지는 그가 정말로 '완전한 패배자' 라는 것이었고 또 한 가지는 "그가 그 자신을 완전한 패배자로 생각했던 한 인간"이었다는 것이다. 두 번째 선택은 그 자신의 부정적인 생각을 거부한 것이 아니라 이것이 그 자신에 대해 생각하는 한 가지 방식이 될 수 있고 또 다른 방식들이 있을 수 있다는 가능성을 부각시켜 주었던 것이다.

처음으로 시아란은 안도하며 미소를 지었다. 그는 '이것을 이용해 볼 수 있을 것' 이라고 말했으며 마음의 문이 열려 자신의 현재와 미래에 대해 더욱 희망적으로 생각할 수 있는 방법을 생각하게 되었다. 확실히 그는 상처받을 수 있고 그의 기본적인 선함에 대해 깊이 갈등하는 인간이라는 점을 받아들일 수 있게 되었다. 그의 절망감이 가벼워지면서 우리는 그가 스스로를 끊임없이 혐오스러운 존재로 써두기보다는 다르게 볼 수 있는 대안을 찾아나갈 수 있게 되었다.

예전 문제에 새로운 방식으로 접근하라.

우울한 사람들이 치료를 받으면서 처음으로 언급하는 공통된 문제는 그들의 삶이 짓눌리고 있다는 느낌이다. 그들한테는 할 일이 너무 많아서 다른 사람들이 그들에게 기대하는 어떤 요구들을 충족시키고 임무들을 완수할 어떤 방식도 찾을 수가 없다는 것이다. 삶이 우리 가운데 누군가를 짓누를 수 있어 보이는 이유들 중의 하나는 우리의 관심을 필요로 하는 여러 가지 업무들 가운데 특정한 일이라기보다는 수행해야 하는 모든 일이라는 전반적인 관점에서 생각하기 때문이다.

여러분이 직면하고 있는 여러 가지 스트레스들을 적어

놓고 그것들로부터 뒤로 물러나는 행동이 짓눌리는 느낌을 줄여줄 수 있다. 이 말은 매우 단순하게 들리겠지만 우울증을 지닌 어떤 사람들한테는 덫에 걸려 있다고 느끼기 때문에 뒤로 물러서서 무언가를 객관적으로 바라본다는 것이 매우 어려울 수 있다. 하지만 만일 여러분이 직면하고 있는 다양한 스트레스들의 리스트 작성을 시작할 수 있다면 여러분이 반드시 해야 하는 일들이 무한정이라기보다는 한정되어 있다는 것을 분명히 알게 되고 이러한 깨달음을 통하여 여러분의 스트레스 수준이 눈에 띄게 줄어들 수 있다.

여러분은 현재를 위해 무엇을 무시할 수 있고 무엇이 즉각적인 관심을 필요로 하는지 결정할 수 있으며, 여러분이 이러한 결정을 내릴 것으로 기대해도 좋을만한 현실적인 시간체계에 따라 생각하기 시작할 수 있다. 우울증은 흔히 사람들이 자신한테 매우 비현실적인 기대를 갖도록 이끌어 주는데, 여러분이 필요로 하는 시간보다 더 적게 주어지기보다는 더 많은 시간이 주어지도록 매우 조심하게 된다. 또한 "나는 볼장 다봤다"라고 생각할 필요가 없다는 것도 기억하라. 특정한 일을 좀 더 그럴 듯하고 즐겁게 완수할 수 있도록 도와주는 사람들이나 다른 종류의 지원이 있다면 좋을 것이다.

종이 한 장을 꺼내서 '나의 관심을 필요로 하는 것들'의 리스트를 적어보자. 여러분이 이 일을 모두 마치면 어떤 특정한 임무를 마칠 수 있는 시간을 어디서 찾아내고 여러분이 이 임무를 본격적으로 수행하도록 무엇이 도와줄 수 있는지 생각해 보라. 예를 들어, 만일 여러분이 편지를 쓸 필요가 있다면 이 일을 하기 위해서 방해되는 것을 최소화하고 여러분이 말하고자 하는 것에 대해 생각할 시간을 가질 수 있는 장소를 어디에 마련할지 생각해 보는 일이 중요할 것이다. 또한 한 번에 모든 것을 끝내라고 스스로에게 강요하기보다는 이 일에 짧은 시간을 마련할 계획을 세워보는 것도 역시 중요할 것이다. 우울증은 우리의 집중력을 떨어뜨리고 여러분의 마음은 비교적 짧은 시간이 지나면 떠돌아다니는 모습을 발견하게 될 것이다.

매우 조심스럽고 알맞은 방법으로 여러분 자신에 대한 기대치를 세운다면 여러분의 목표를 성공적으로 달성하게 되리라는 것은 훨씬 더 그럴듯해 보인다. 만일 여러분이 운동을 해야 하고 이 운동을 가치 있게 하기 위해서는 하루에 적어도 3마일 정도는 걸어야 한다고 생각한다면 하루에 1마일씩 일주일에 세 번 하는 것으로 계획을 세우고 그것이 어떻게 느껴지는지 알아보자. 그렇게 조금씩 해보는 것을 하찮게 여기기 쉬운데 그렇지 않도록 유의하

라. 가장 중요한 것은 여러분이 아무리 작더라도 목표를 세울 수 있고 그것을 달성할 수 있다는 사실이다. 그 어떤 것도 성공처럼 계속되는 것은 없다. 그것은 사기를 회복시켜 주고 지연의 악순환을 끊어주며 여러분을 짓누르고 있던 인생의 다른 스트레스들과 타협할 가능성을 미리 알려줄 수 있다. 회복은 현실적인 기대치를 설정해줌으로써 또한 여러분 자신의 이러한 기대에 부응할 수 있음을 알게 해줌으로써 절망감으로부터의 해방과 관련된다. 성공이라는 것은 불가능해 보이는 매일 매일의 세속적인 일들을 완수하는 것, 다시 말해, 작은 일들의 성취를 말한다.

과거의 긍정적인 기억과 여러분이 예상할 수 있는 미래의 특수한 사건들에 초점을 맞춰라.

절망감과 우울증에 대한 연구에서 찾아낸 흥미로운 소견은 마크 윌리엄스 교수가 지은 『고통의 통곡』이란 책에 나와 있다. 그의 연구에서 절망감을 느끼는 사람들은 실제로는 그들의 미래에 일어날 부정적인 것들을 생각하느라고 그다지 많은 시간을 보내지 않는다는 사실을 보여주었다. 우울하지 않은 다른 사람들과의 차이점은 우울증 환자들이 자신들의 미래에서는 그 어떤 긍정적인 사건들도 볼 수 없다는 것이다. 그들이 예상하는 '고통스런 미래' 라는 것은 부정적인 사건들에 대한 예상이 아니라 오히려 아무런 긍정적인 일들이 없는 미래이다. 이런 소견에 따르면, 절망감의 극복에 도움이 되는 것은 부정적인 생각을 중단하려는 노력만으로는 충분치 못하다. 오히려 여러분의 미래를 더욱 견딜만한 것으로 만들 수 있는 구체적이고 특별한 긍정적인 일들을 마음속에 그려볼 필요가 있다는 것이다. 스스로 꿈꿀 수 있고 또 그렇게 하는 것을 두려워하지 말라.

여러분의 가까운 미래가 좀 더 견딜만하게 되기 위해 무엇을 하면 좋을지 스스로에게 물어보라. 여러분이 할 수 있는 한 특별하고 구체적인 것이 되게 하라. 그런 다음 조금 아래쪽 길을 바라보면서 여러분이 보고 싶어 하는 것은 이런 우울증이 싸워볼만한 가치가 있다는 느낌을 줄 것 같은 일이 앞으로 몇 달이나 1년 동안에 일어나리라는 기대이다. 다시 말해서, 매우 명확해져야 한다. 미래를 기대하고 또한 "내 스스로 좀 더 행복하게 느낄 수 있을 것" 같은 무언가를 바란다는 것은 그것이 완벽하게 합리적인 소망일지라도 그것만으로는 충분히 명확한 것은 아니다. "내가 기분 좋고 편안하게 느낄 수 있는 누군가와 저녁 식사를 하는 것"과 같은 그런 일이 여러분한테 현실적인 초점을 제공해줄 가능성이 훨씬 더 크다. 그 일은 여러분이 성취될 가능성을 진정으로 믿을 수 있는 일이다.

여러분의 우울감이 당연하다는 느낌을 인정하지 말라.

우울과 절망감에 빠진 사람들이 자신들에게 일어나고 있는 일들을 어쨌든 '당연하다' 고 느끼는 것은 매우 흔한 일이다. 그들이 과거에 어떤 잘못을 저질렀는데, 그 결과 그런 식으로 느끼게 되고 그런 느낌을 단지 '참아내야' 한다고 확신할 수도 있다. 여러분이 어쨌든 당연히 고통스러워할 만하다는 느낌 때문에 분명히 여러분은 싸워 이길 수 있는 에너지도 빼앗기고 행복해질 권리에 대한 믿음도 빼앗기게 된다.

어느 누구도 우울해져야 마땅할 그런 사람은 없다. 우리 모두는 때때로 슬픔과 상처 난 감정을 느낄 수 있다. 그러나 우울증은 조금 슬프다는 느낌에 관한 것이 아니다. 우울감은 마음속에 먹구름으로 뒤덮인 부정적인 생각들의 복합체이고 우리의 정체성에 대한 시각을 왜곡시킨다. 우울증은 우리의 내부에 있는 매우 외로운 장소에 우리를 유폐시키는데, 거기에서는 아무도 우리와 접촉할 수 없고 심지어 우리가 우리 자신에게 도달하지도 못하는 곳이다.

여러분이 우울해지는 것은 여러분의 잘못이 아니다. 여러분이 빠져있는 그 고통을 이해할 수 있고 해결할 수 있다. 어떤 주변 환경들이 여러분의 마음속에서 가장 깊숙한 불안감을 불러일으켜서 여러분한테 한 인간으로서의 가치와 능력과 선함에 대해 의심하게 만들어 버린다. 우울한 사람들은 끔찍하게 이기적인 사람으로 매우 흔히 묘사된다. 그들의 생각이 오로지 그들 자신에게만 집중되어 있는 것 같고 그들의 행동이 매우 자기중심적인 것처럼 보일 수는 있지만 그들이 '이기적'이라고 말하는 것은 정확하지 않다. 우울증은 영혼 속에서 그러한 고통을 만들어내기 때문에 환자가 자기 자신 이외의 다른 것에 마음을 집중시킬 수 없고 주변 사람들과의 활동에 투자하기가 어렵다.

마음을 열고 깜짝 놀라라.

절망감은 인생이 공평하다는 것을 믿기 어려운 데서 기인한다고 말할 수 있다. 여러분이 경험했던 여러 가지 상실들, 감당해왔던 좌절과 실패라는 것들이 황량한 이 세상에서 혼자라는 느낌을 갖게 하기 쉽다. 분노와 상처는 완고함으로 바뀌어서 스스로한테 도움이 되는 여러 가지 활동에 참가하길 거부하게 된다. 여러분은 자신의 고통이 너무나 불공평하고 그런 느낌과 굳이 싸워야할 필요가 없다고 느낀다. 혹은 너무나 많은 것들이 여러분에게 의존하고 필요한 도움은 거의 없는 것처럼 느낄 수도 있다. 회복하려는 노력은 단지 여러분한테 불필요한 또 하나의 짐이 될 수도 있다.

이런 생각들 가운데 빠뜨린 것이 있다면 그것은 여러분이 회복되어 가는 중에 생활 때문에 깜짝 놀랄 수 있고 극복하는 동안 어느 정도 생활에 만족할 수 있다는 느낌이다. 이것은 매우 단순한 것일 수 있다. 여러분이 읽고 있는 어떤 책일 수도 있고 오랜 친구를 만날 수 있는 기회이기도 하고 여러분을 진정으로 인정해주고 긍정해주는 대화이거나 여러분에게 새로운 가능성을 열어주는 고용의 기회가 되기도 한다. 회복은 여러분의 노력에 달려 있듯이 매일 매일의 이러한 '은총'에 달려 있다. 그러나 '은총'의 방식으로 생활에 제공되는 것은 여러분의 마음가짐이 비참하고 닫혀 있다면 너무나 쉽게 놓치게 되는 것이다. 우울증과 싸우는 최우선의 책임은 여러분의 것이지만 전적으로 여러분의 책임만은 아니다. 인생은 여러분에게 약간의 휴식을 줄 것이다. 그걸 놓치지 않도록 조심하라.

요약

절망감은 여러분 자신이나 삶에서 아무것도 여러분의 느끼는 방식을 바꿀 수 없을 거라는 믿음이다. 그것은 여러분의 에너지를 시들게 하고 여러분이 시작하기도 전에 패배감을 느끼도록 만든다. 절망감은 우울증과 싸우는 데 있어 가장 큰 장애물이고 다음과 같은 키포인트가 도움이 될 것이다.

- 문제를 작은 스텝들로 나눠라.
- 한 번에 한 가지씩만 다뤄라.
- 여러분이 할 수 없는 것보다는 할 수 있는 것에 초점을 맞춰라.
- 여러분을 행복하게 해줬던 예전의 특별한 사건들을 떠올려 보고 미래에 일어날 수 있는 일들 가운데 여러분한테 어떤 의미가 있는 일을 생각하라.
- 삶은 여러분이 최소한의 휴식을 기대하면 그러한 여유를 준다는 것을 믿어라.

병속의 메세지

사람들은 변하기 마련이다.
그들은 어려운 시기를 만나고
그 결과로 자신이 더욱
강하게 자란다.

4장

우울증의 극복 : 회복 계획

만일 일정 기간 우울해져 있다면 여러분은 아마도 그 것을 '쫓아버리려고' 여러 가지 방법들을 시도해 봤을 것이다. 그 중 몇 가지는 비록 잠시일망정 효과가 있다는 것을 알았을 것이다. 기분전환은 환영받는 방문객이 될 수 있고 병적인 자기몰두로부터 풀려나오게 할 수 있다. 수면은 위대한 치료자가 될 수 있는데, 특히 그 동안 피해왔던 일들에 덤벼들 수 있는 에너지를 회복시켜 줄 때 그렇다. 음악은 위안이 될 수 있다. 촛불을 켜놓고 앉아 여러분의 기분에 공명하면서 기분을 올려주는 몇 곡을 들을 수 있다. 함께 있어 마음편한 친구라든가 무조건적으로 여러분을 무척 따르는 애완동물, 여러분을 믿어주고 여러분 자신을 믿게끔 해주는 하나님, 여러분의 마음을 가라앉혀 주고 문제점들에 대한 어떤 현실적인 시각을 찾을 수 있게 해주는 바다가 산책도 해볼 수 있다. 그러나 이러한 전략들은 일정 시간을 지나서까지 긍정적인 기분을 유지시켜 주지 못하기 때문에 뚜렷한 초점이 맞춰진 회복계획을 필요로 한다는 것은 분명해진다.

그 다음으로 따라 나오는 것은 임상적인 우울증의 극복을 위해 신체적인 전략과 심리적인 전략, 정서적인 전략과 대인관계 전략을 통합시키려는 그러한 회복계획의 개요이다. 우울증 경험이 그만큼 개인적인 것이기 때문에 어떤 전략은 다른 사람들보다 여러분에게 더욱 적합할 수도 있다. 따라서 어떤 사람들한테는 약물치료가 그들이 경험하고 있는 음울함에서 벗어날 수 있도록 도와주는 데 필수적이다. 다른 사람들한테는 부정적인 생각을 다루고 좀 더 건강한 방법으로 다른 사람과의 관계형성을 배우는 것이 기분전환을 가져다주는 것일 수 있다. 만일 여러분한테 에너지가 부족하고 중요한 일을 다룰 수 없다면 '시작하기' 라는 다음 장이 특히 적합할 것이다. 다음에는 이런 여러 가지 전략들을 대충 살펴보려고 한다.

우울증의 신체적인 치료

우울증의 많은 증상들은 신체적인 특성을 보이고 가까운 친척들한테 우울증을 앓았던 분명한 가족력이 있는 경우에는 체질적으로 더욱 쉽게 이러한 장애에 걸린다는 증거가 있다. 이러한 이유 때문에 수많은 건강관리 전문가들이 우울증 치료는 신체의 물리화학을 바꾸려는 시도로부터 시작되어야 한다고 믿는다. 특정한 신경전달물질의 유효성이 고갈되는 것과 우울증이 관련되므로 뇌 속에 있는 이런 신경전달물질의 수준을 특별히 목표로 정하는 약물치료가 효과적이다. 프로작과 세로자트 같은 새로운 치료약은 세로토닌의 유효성을 증가시키고 우울할 때 경험하게 되는 부정적인 기분에 직접적으로 영향을 준다고 믿어진다. 약간 다른 신경전달물질을 목표로 삼는 또 다른 항우울제들이 있고 그 각각은 주어진 시간에 각 개인의 증상 프로필에 따라 그 자체의 특별한 효능을 갖고 있다.

환자들은 의학적인 치료를 선택하도록 제안되면 걱정스러워할 수도 있다. 그들의 문제가 너무 오래되었다고 느끼고 그 자신의 침울한 기분에 직접적으로 영향을 주고 있는 요소들이 그들의 어린 시절이나 현재의 생활방식에서 찾아질 것으로 느낄 수도 있다. 약물에 의존하게 될까봐 따라서 앞으로 살아가는 동안 장기적인 유지요법이 필요하게 될 가능성에 대해 흔히 걱정하게 된다.

약물치료의 주요 이득은 많은 사람들한테 우울증의 특징이 되는 신체증상들을 완화시키는 데 있어 비교적 짧은 시간 내에 도움이 될 수 있다는 점이다. 약물치료는 환자들이 우울해질 때 영향을 주는 사회적 요인이나 인격적 요인들을 수정해줄 수는 없고 이러한 요인들을 찾아보기 위해 상담이 중요할 수 있다.

각 개인에게 제시되는 약물선택의 방법이 중요하다. 내가 환자들과 흔히 의논하는 한 가지 은유는 '구명대'이다. 누군가가 물에 빠졌을 때 그들을 물 위로 안전하게 들어 올려 위험에서 구해줄 무언가가 필요하다. 이러한 개입으로서 그들에게 수영하는 방법을 가르친다거나 그들이 깊은 물에 빠지는 이유를 잘 알 수 있도록 도와주는 일이 꼭 필요한 것은 아니다. 약물치료와 함께 꼭 해내야 할 중요한 작업은 위기 상황을 일으키는 모든 이유를 알아보고 환자에게 앞으로 병이 재발하지 않도록 도와주는 일이다.

이러한 치료 영역에서 일하는 수많은 전문가들의 특징이 되는 독단적 견해가 우울증 회복을 위한 전반적인 프로그램에 항상 유용한 것이 아니라는 점은 불행한 일이다. 의학적인 전문가와 비의학적인 전문가들은 환자가 약물치료나 정신치료를 계속하지 못하도록 적극적으로 단념시킬 수 있어서 이 점이 당연히 환자를 혼란스럽게 만든다. 의학계에서 수년 동안에 걸쳐 우울증이 오로지 약물치료만을 필요로 하는 신체질환일 뿐이라고 믿고 있는 몇몇 학자들과 뜨거운 논쟁이 벌어져 왔다. 다른 한편에는 개인적인 삶에서 탐구와 해결책을 필요로 하는 중요한 문제들의 표현일 수 있다고 느끼는 학자들도 있다. 수많은 정신치료자들과 카운슬러들은 이러한 문제들로부터 관심을 엉뚱한 데로 돌리지 않을까 염려되어 약물치료를 조심스러워 한다.

그런 풍경은 우울증을 위한 효과적인 치료가 무엇인지 그에 대한 연구를 주시할 때 더욱 분명해진다. 수많은 연구들의 결론은 어떤 형태의 정신치료가 우울증의 증상들을 완화시키는 데 약물치료만큼 효과적이라고 하지만 약물치료와 정신치료의 결합이 한 가지만으로 치료를 하는 것보다는 더욱 유익한 것처럼 보인다. 약물치료가 중단되고 인격적인 문제들이 해결되지 않은 채로 남아 있으면 재발의 가능성이 매우 커지겠지만 정신치료는 재발하기 쉬운 취약성을 감소시키는 것으로 나타났다. 약물치료는 환자의 고통이 극심하게 경험되거나 우울증의 가족력이 있거나 강한 자살충동을 느끼는 경우에 더욱 중요해질 수 있다.

만일 여러분이 우울증을 치료하기 위해 어떤 전문가를 찾아보고 있다면 성격이 탁 트여 있고 다른 치료법을 존중하는 사람이며 여러분의 완전한 회복을 위해 여러분의 특별한 우울증 경험이 무엇을 필요로 하는지 기꺼이 생각하려는 그런 사람을 찾아보도록 하라. 대부분의 환자들이 처음 찾아가는 의사가 훌륭한 의사라면 그는 약물치료를 권유하게 될 것이고 여러분에게 알맞은 전문의에게 의뢰해 줄 것이다.

항우울제의 가능한 효과 외에도 여러분의 기분을 바꿔주고 여러분의 회복을 도와주는 다른 신체적인 수단들이 있다. 신체운동은 뇌의 화학작용을 바꿔주고 기분을 올려주는 것으로 확인되었다. 영양섭취는 우울증의 회복에 중요한 요소가 될 수 있는데, 특히 우울증에 걸린 사람들이 균형 잡힌 다이어트의 중요성을 완전히 간과할 수 있기 때문이다. 명상과 반사운동요법과 수면에 의해 몸과 마음을 진정으로 이완시켜 주는 방법은 에너지의 수준과 인생에 마주하려는 동기를 회복시켜 주는 열쇠가 된다.

정신치료자의 도움을 구하라

카운슬러나 정신치료자는 여러분이 우울증으로부터 지속적으로 회복하게끔 도와주는데 결정적일 수 있다. 카운슬링을 통하여 여러분의 말을 존중하며 들어주고 여러분이 어둠을 뚫고 나올 수 있는 길을 찾아주는 데 도움이 되는 공간을 마련해줄 것이다. 정신치료는 우울증 극복을 위한 체계적인 프로그램을 제공하기도 하지만 우울증의 원인이 되는 뿌리를 알아낼 수 있게 해주는데, 그런 근본적인 원인 때문에 여러분은 이러한 장애의 경험을 쉽사리 반복하게 된다.

회복은 정서적인 수준에서 여러분을 괴롭히고 있는 것에 마음의 문을 열어준다. 고통스런 느낌과 그에 관련된 고통스런 기억들은 종종 안전한 환경을 필요로 하는데, 그런 환경 속에서 여러분은 다른 사람들을 신뢰할 수 있고 오랫동안 회피해왔던 것에 대해 이야기하는 데 필요로 하는 후원을 얻어낼 수 있다. 사람들이 원치 않는 느낌들과 기억들을 흔히 회피하게 되는데, 그 이유는 그들이 참아내기엔 너무나 많기 때문이다. 카운슬러나 친구의 정신적인 지원 덕분에 여러분은 자신의 인생사와 내부적인 삶에서 가장 괴로운 문제를 점차적으로 떼어낼 수 있고 이런 두려움들과 맞설 수 있는 힘을 얻을 수 있다. 자신의 내부적인 갈등을 현명하고 민감하게 들어줄 수 있는 누군가를 찾아내는 일은 흔히 어려울 수도 있다. 매우 흔하게 친구들은 지지적이고 동정적일 수 있지만 그들은 여러분들이 그렇게까지 분명치 않은 기본적인 감정들을 떼어낼 수 있도록 도와주기에는 너무 앞서 나갈 수 있을 뿐이다.

여러분한테 50분 동안 한눈팔지 않고 집중할 수 있는 치료자의 유용성은 여러분이 자신의 목소리를 들을 수 있도록 도와주며 수많은 세월에 걸쳐 여러분을 괴롭혀 왔고 지금도 괴롭히고 있는 것들과 연결할 수 있도록 도와주는 데에 엄청나게 중요할 수 있다.

지지를 구하고 또한 약물치료나 다른 형태의 신체적인 가료와 관련될 수 있는 전문가의 도움을 고려하는 것 외에도 우울증의 회복을 위해 여러분은 수많은 다양한 전략들을 사용할 필요가 있다. 다음의 도형은 회복에 필요한 다양한 요소들을 부각시킨 전반적인 플랜을 그려본 것이다.

스트레스를 줄여라

우울증 환자들은 회복을 가능케 하기 위해 완화될 필요가 있는 다수의 압력들에 흔히 직면하게 된다. 여러분의 현재 생활상황을 검토하면서 여러분이 어떤 실제적인 방법으로 스트레스를 줄일 수 있는지 생각해 보라. 매우 단순한 행동들이 흔히 커다란 차이를 만들어낼 수 있다. 즉각적인 관심을 필요로 하지 않는 특정의 임무를 미루는 것, 중요하지 않은 일들을 취소하는 것, 주말휴가를 낼 수 있도록 조정하는 것, 어떤 문제를 더 이상 걱정하지 않도

우울증의 극복을 위한 전략

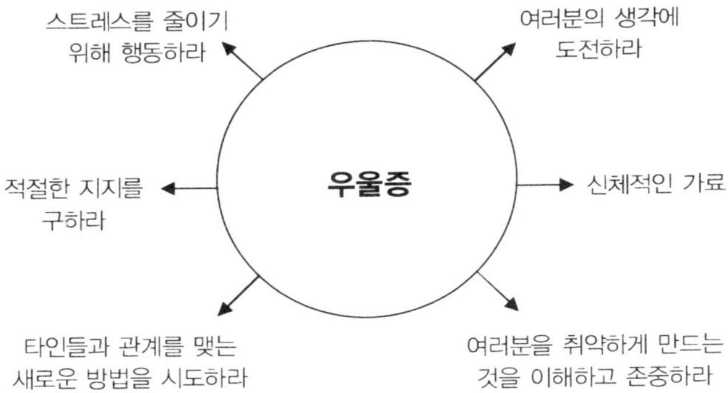

록 그 문제와 관련해서 여러분이 처해 있는 상황을 정확히 파악하는 것, 혹은 친구의 도움을 구하는 것 등이 여러분의 상황을 훨씬 편하게 만들어줄 수 있다.

여러분의 부정적인 생각에 도전하라

계속적인 자기 비난과 같은 부정적인 생각들의 패턴은 우울한 기분을 지속시키는 데에 직접적인 영향을 줄 수 있고 그것들은 시간이 지날수록 습관적인 것이 될 수 있다. 이러한 부정적인 생각들을 '파악하고' 스스로에 대해 더욱 동정적이고 낙관적이며 현실적으로 생각하는 다른 방법을 고려함으로써 여러분은 자신의 인생을 좀 더 희망적인 방식으로 바라보기 시작한다. 때때로 이런 반복적인 생각들을 간단히 적어둠으로써 또한 스스로에게 "난 다시 할 수 있어"라고 말함으로써 여러분의 기분을 억제하고 여러분을 끌어내리는 생각들을 중단시킬 수 있다.

여러분의 취약성이 놓여있는 곳을 알라

우울증 경험의 기저에는 흔히 그 문제의 근본원인이 되는 우리 자신과 다른 사람들에 대한 믿음이 깔려 있다. 이러한 믿음의 기원을 이해하고 여러분의 가장 취약한 지점을 아는 것이 여러분 자신을 인정하고 돌보는 것을 더욱 쉽게 만들 수 있다. 우울증은 여러분 자신에 대한 가장 깊은 불안정이 여러분의 생각을 활성화하고 지배하게 될 때 초래되는 결과일 수 있다.

타인들과 관계를 맺는 새로운 방법을 시도하라

타인들에 대해 지나친 책임감을 느끼고 그들의 기대에 부응하면서 그들의 인정을 얻어내는 데에 지나친 관심을 두게 되는 그런 타인들과 관계를 맺는 부정적인 양상들은 여러분을 실패감이란 느낌에 끊임없이 취약하게 남겨놓을 수 있는데, 그 결과로 우울증에 걸릴 수 있다.

우울증으로부터 회복되는 양상

사람들은 대단한 안도감을 느끼고 그들 스스로한테 더 강해지는 것을 느끼면서 우울증에서 벗어난다. 이 점을 마음에 간직해 두는 것도 중요하지만 또한 여러분 스스로에게 온화해지면서 회복하는데 필요한 시간을 잘 견뎌내는 것도 중요하다. 어떤 사람들에게는 그들의 삶에서 명백한 스트레스가 해소되거나 약물치료가 '꼭 들어맞는' 것 같고 그들의 기분이 상승되면 회복이 매우 빨라질 수 있다. 그러나 대부분의 환자들에게서 회복 그 자체는 2보 전진 1보 후퇴의 문제이다. 그들의 기분이 일정 기간 동안 두드러지게 좋아졌다 하더라도 좋은 날이 있으면 잠시 침울한 날도 뒤따라오기 마련이다. 전날 저녁에는 그들에게 잘 활용되던 에너지가 다음날 아침이면 신기하게도 사라질 수 있다. 성공적인 경험 이후에 회복된 자존심은 그들이 삶의 어떤 새로운 국면을 다룰 수 없게 되면 하루 뒤에는 비틀거릴 수 있다.

치료기간 동안 내게 몹시 큰 좌절을 안겨줬던 한 남자가 생각나는데, 한동안 그의 기분을 전혀 예측할 수가 없었기 때문이다. 어느 면담시간에 그는 이렇게 말했다. "어느 한 주일 동안 4일은 기분이 좋았고 3일은 좋지 않았어요. 문제는 제가 내일은 어떨지 전혀 예측할 수 없다는 것이죠. 치료를 시작하기 전에는 일주일에 7일간이나 비참하다고 느꼈지만 그땐 적어도 예측은 할 수가 있었답니다!"

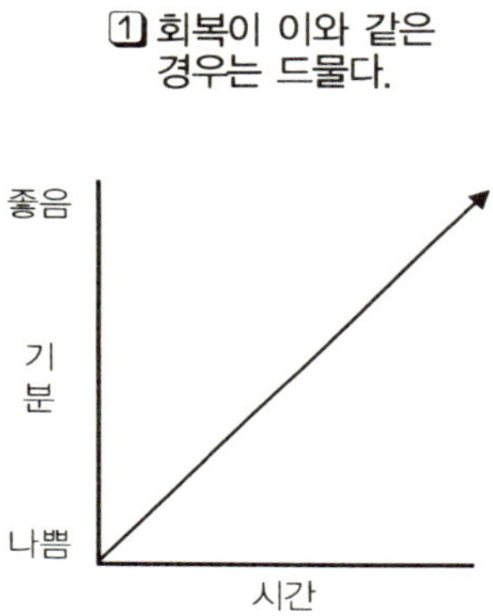

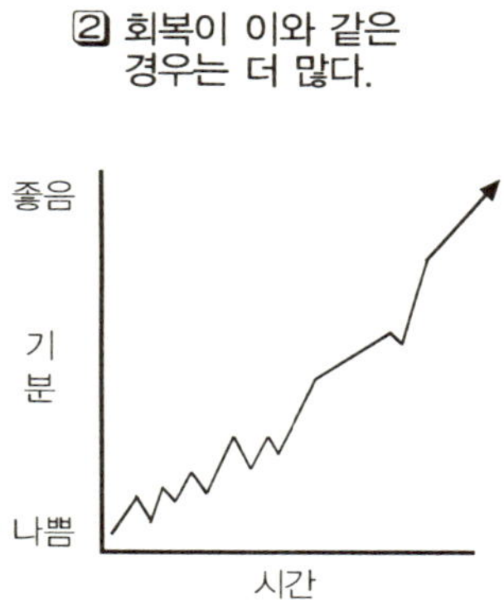

위의 두 도형은 ①그럴 것으로 보이는 회복에 대해 사람들이 흔히 상상할 수 있는 것과 ②회복이 실제로 보여주는 것을 묘사해본 그림이다.

회복일지를 쓰자

여러분이 회복되는 과정에서 커다란 도움이 되는 한 가지 전략은 일기나 일지를 쓰는 일이다. 나는 커다란 노트 한 권을 사서 기본적으로 매일 기입해 보라고 자주 권하곤 한다. 컴퓨터를 다룰 줄 아는 사람에게는 회복 파일 하나를 열어두면 편리할 것이다. 여러분이 쓰는 내용은 주어진 날에 여러분한테 중요한 것이라면 그 무엇이든 그에 따라 매우 다양해 질 것이다. 예를 들어, 여러분의 기분이 그날 얼마나 나빴는지 그에 대해 쓰고 싶을 수도 있고 혹은 여러분의 기분을 개선시킬 수 있는 실제적인 방법에 관해 쓰고 싶을 수도 있다. 여러분이 이 문제와 싸우면서 얻어낸 가장 작은 성공이나 성취에 대해서도 스스로에게 점수 주는 일을 잊지 말라. 여러분이 회복에서 취하게 되는 각 단계가 제 아무리 작을지라도 중요한 것이고 기록할 만한 가치가 있다. 여러분이 좀 더 길게 쓰고 싶은 느낌이 드는 날에는 여러분의 인생에서 우울증에 취약하게 만드는 경험들을 반추해 볼 수도 있다.

여러분에게 이미 '사라'의 이야기가 소개되었는데, 우리가 그녀의 이야기를 발췌했을 때 그녀는 일 년 이상이나 우울증을 앓고 있었다. 그녀는 대학에 다니고 있었고, 처음 도움을 청하러 와서는 다운된 기분과 집중할 수 없고 친구들한테서 움츠려들었던 징후들을 털어 놓았다. 그녀가 치료를 시작하자마자 그녀의 문제는 복잡한 것으로 분명하게 드러났고 그녀의 기분은 처음에 그래 보였던 것보다 훨씬 더 우울해져 있었다. 정신과의사의 진찰이 이뤄졌고 그녀는 약물치료를 시작했다. 한 달 후에도 그녀는 여전히 자살하고 싶은 느낌을 호소하고 있어서 병원입원이 회복하기 위한 안전한 장소를 제공하는 데에 도움이 될 거라는 의견을 따르게 되었다. 회복 경험에 대한 일지 쓰기가 사라에게 커다란 도움이 될 것으로 밝혀졌다. 그녀가 쓰는 글의 양은 나날이 크게 달랐다. 며칠 동안 그녀는 믿을 수 없을 만큼 낙담해 있었으나 또 다른 며칠 동안은 희망과 힘을 되찾아가는 증거가 나타났다. 앞에서 봤던 일지 가운데 네 번째 발췌는 일지 쓰는 일이 어떻게 그녀 자신에게서 더욱 강해진 느낌을 발견하는 데에 도움이 되었는지 전해주고 있다.

사라의 회복일지

발췌 4

난 살고 싶다. 나는 보호받고 사랑받고 싶다. 실패는 할 수 있을지 몰라도 추락하고 싶지는 않다. 그리고 나는 따뜻함을 원한다. 나는 간과되고 무시당하지 않으며 사랑받고 보호받고 있다는 느낌을 원한다. 내 자신을 소홀하고 무시하지 않는 방법을 배워서 알고 싶다. 나는 내가 되고 싶다. 이 일지를 쓰고 누군가한테 읽어달라고 해서 내 말에 귀를 기울여주고 들어주고 나를 읽어주고 이해되고 살아있는 사람으로 취급당하길 내 자신이 요구하고 있다는 것을 내가 깨닫게 되는데, 살아있는 사람이란 내면에서 너무나 큰 상처를 입고 보호가 필요한 자이며 스스로를 굴복시키는 방법들을 발견하고 지탱하게끔 내 지신을 도와주기 위한 어떤 종류의 연민을 필요로 하는 자이다. 이 노트는 그 어떤 담론보다도 더 많은 것을 말하고 있는데, 이 노트는 내가 어떻게 존재하는지 정신을 집중하여 진정으로 쓰려고 노력하는 것이기 때문이다. 이렇게 하는 것은 진실하고 고통스러우며 상처를 내기도 하는 것이지만 나는 적어도 지금 이런 고통을 표면에 떠올리도록 허용되고 있다. 내 삶의 대부분은 내 감정을 알아차리길 거부해 왔고 이것은 내 자신에 대한 내 감각을 왜곡시켜 왔다. 나는 내가 누구인지 그에 대한 어떤 분명한 감각도 지금까지 가질 수 없었지만 내 스스로 그런 것들을 써내려갈 수 있도록 이미 허락되어 왔기 때문에 내 자신 안에 있는 인간에 대해 훨씬 더 분명히 알게 되었다.

글쓰기는 내게 위안이 되어 가고 있다. 그것은 그 어떤 판단도 결코 하지 않으면서 내 자신을 표현할 수 있는 종이 위의 공간이다. 그곳은 내 자신에 대해 알지 못하는 것들을 발견할 수 있게 해주는 희망의 성소이다. 그곳은 내 자신의 의미를 재배치할 필요가 있었던 수백만 개의 말들이 떠돌아다니는 미로이다. 나는 아주 많이 적어둘 필요가 있다. 나는 그렇게 해야만 한다. 내가 느끼는 방식에 대하여 뭔가를 효과적으로 확인하기 시작하는 것은 오로지 내가 글을 쓸 때뿐이고 그렇게 함으로써 나는 내가 누구인지에 대하여 더욱 분명해질 수 있게 된다.

병속의 메세지

회복이라는 것은 여러분을 둘러싼
벽 속에서 문을 찾아내는 일이다

5장

시작하기 : 한번에 한가지씩만 하라

우울증은 무력하게 만드는 경험이 될 수 있다. 여러분은 자신의 기분이 어두워져가는 것을 알게 되고 모든 것이 너무 부담스럽게 느껴지는 장소로 미끄러져 들어가는 것을 깨닫게 되는데, 그곳에서 여러분은 무슨 문제가 됐든 여러분 주위를 둘러싸고 있는 문제들에 대해 분명하게 생각하고 구분할 수 있는 에너지가 부족하게 된다는 것이다. 여러분의 기분은 여러분의 생각을 물들이고, 여러분의 생각은 좀 더 부정적으로 되어가며, 여러분 자신의 내부에 고립되어 있는 외로운 장소로 빠져들어 가면서 여러분의 육체는 신체적으로 몹시 아프게 느끼고 있다. 여러분은 '사태파악'에 아무런 진척도 이뤄지지 않고 있음을 알고 있으며 이렇게 생각하고 있다. "여기서 우린 다시 망가지고 있다. 내 인생은 완전히 뒤죽박죽이 되고 있는데 내가 할 수 있는 일은 아무것도 없다." 여러분은 꼼짝 않고 있으면서 아무것도 하지 않으려고 하는데, 무슨 일을 하려고 하면 단지 더 악화시킬 뿐이라고 확신하기 때문이다. 사실상, 진실로부터 이보다 더 멀어질 수는 있는 것은 아무것도 없다.

한 조사연구로는 우리가 우울할 때 다음과 같은 방식으로 우리 자신의 부정적인 기분에 반응하기 가장 쉽다는 것을 보여 주었다: 우리는 스트레스를 줄이기 위하여 우리가 무엇을 할 수 있을까보다는 어떻게 느끼는지에 우리의 관심을 집중하고 있다. 우리의 행동은 온전히 우리의 부정적인 기분에 의해 조종된다. "만일 내가 그것을 다룰 수 있다고 느끼지 못한다면 그건 아마도 내가 시도조차 하지 않아야 한다는 걸 의미할 거야." 우리는 자꾸 연기하면서, "내가 나중에 그것을 더욱 하고 싶을 것 같은 기분이 들면 그때 가서 할 거"라고 확신하게 된다.

이런 식으로 생각하게 되는 문제점은 어떤 일을 하려는 느낌이나 동기가 여러분이 실제로 그 일을 하기 전에 찾아와야 한다고 가정하는 것이다. 여러분이 삶에 대해 긍정적으로 느낄 때에는 이 점이 진실일 수도 있지만 그 반면에 여러분이 우울해질 때에는 정확히 그 반대가 된다. 기분이 저조해지면 일단 여러분이 어떤 일을 시작하고 난 뒤에야 그 일을 하려는 동기가 찾아오게 된다. 행위는 동기를 앞선다. 만일 여러분이 지금까지 회피해왔던 뭔가를 시작하려 하고 여러분의 목표를 달성하기 위해 아주 작은 발걸음이라도 내딛는다면 여러분은 그 임무를 수행하기 위한 에너지가 그걸 하는 동안에 어떻게 생기는지 그것을 보고 놀랄 것이다.

좋지 않은 기분은 우리 인생의 실제적인 문제에 대해 분명하고 정직하게 거의 생각할 수 없는 바로 그 순간에 참으로 무엇이 그 문제가 되는지 깨닫게 된 결과이다. 우리는 단순히 너무나 피곤하고 너무나 외롭고 너무나 동요하고 혹은 너무나 침울할 뿐이다. 우리는 그 문제를 가장 잘 보이지 않는 곳에서 생각하고 우리는 그 문제를 어떻게 해결할 수 있을지 알지 못하게 되면서 완벽한 절망감으로 빠져든다. 여러분이 이런 틀에 박히게 되면 여러분의 몸이 회복될 때까지 잠시만이라도 여러분의 마음을 딴 데로 돌리기 위해 뭔가를 해야 할 필요성이 생긴다. 여러분이 매우 피곤함을 느낀다면 여러분은 특별히 취약해질 수 있다. 바로 그러한 때에는 어떠한 논리적 논쟁으로도 여러분의 생활 상황에 대한 올바른 시각을 갖지 못하게 한다.

이러한 경우에 가장 큰 도움이 될 수 있는 것은 매우 실제적이고 신체적인 것을 하는 것이다. 정돈을 하거나 식사준비를 하거나 불을 때거나 친구에게 간단한 편지를 쓰거나 고지서를 내는 것도 좋다. 수면도 역시 사물에 대한 진정한 시각을 회복하는 데에 기적처럼 작용한다. 그러나 많은 환자들은 잠이 쉽게 오지 않음을 알게 된다. 존은 자신의 회복일지에서 마음을 흔들어 놓는 문제들에 대한 걱정으로부터 주의를 돌리기 위해 어떤 실제적인 발걸음을 떼어놓음으로써 비참한 상태로 빠지지 않도록 하기 위해 어떻게 해왔는지 기술해 두었다.

> 오늘은 내가 해결해야 할 입장에 서있지도 못한 그런 문제에 대한 걱정을 중단할 수 없어서 내겐 좋지 않은 날이었다. 그건 진짜 내 문제는 아니었지만 내가 신경 쓰는 사람과 관련되어 있었다. 나는 걱정을 떨쳐낼 수가 없었고 내 자신이 전반적인 상황에 대한 가장 우울한 전망으로 빠져들고 있다는 것을 알아차렸다.
>
> 나는 어떤 기분전환이 적절하다고 추정했다. 나는 친구에게 전화를 걸어 10분 정도 완전히 다른 것들에 대해 이야기를 나누었다. 그런 다음 나는 잠시 산책을 하러 나갔다. 내 기분은 아직도 저조했지만 걸어가다가 현관문을 고치고 있는 몇 사람의 이웃들과 담소를 나눴다. 그들은 친절하게 차를 마시자고 나를 초대했다. 아마도 그건 휴식시간이었

고 홍차였지만 내게는 실제로 건전한 판단력을 회복시켜 주고 이전에 매우 압박하는 듯이 보였던 것들을 내게서 풀어주는 인간적인 접촉이었다. 나는 해결되지 않은 채로 남아있는 그 상황에 대해 신경을 쓰고는 있지만 더 이상 내 마음을 사로잡지 않았고 이전엔 오로지 비극으로만 볼 수 있었던 곳에서 희망적인 가능성들을 볼 수 있게 되었다.

기분이 좋지 않은 날을 잘 지낼 수 있도록 여러분을 도와줄 수 있는 몇 가지 특정한 것들이 있다. 우리는 그것들을 한 가지씩 해볼 것이다:

a) 1 단계 : 그날에 약간의 구성을 도입하라

b) 2 단계 : 그날에 어떤 인간적인 접촉이
있다는 것을 확신하라

c) 3 단계 : 여러분한테 일들이 어떻게 되어 가는지
되돌아보기 위한 약간의 시간을 마련하라

이러한 제안들에는 그날 하루를 잘 지낼 수 있게끔 도와주고 여러분의 삶을 조절하는 감각을 회복시켜 주고자 하는 목적이 있다. 어느 날 한 순간을 위해 책임을 지는 것은 여러분이 이 단계를 잘 해낼 수 있는 것만큼 뿐이다.

그리고 여러분이 이것을 해내는 그날마다 여러분은 회복으로 한 걸음씩 다가가게 될 것이다. 여러분의 기분이 차츰 좋아질수록 여러분을 우울하게 만들었던 것이 무엇인지 좀 더 알아볼 수 있을 것이다. 여러분의 인생에서 우울증에 쉽게 걸리게끔 만드는 한두 가지 중대한 문제들이 있을 것이다. 여러분의 내적인 강한 힘이 되살아나면 마음속 깊이 있는 이런 문제들을 확인해내고 직면하는 일이 훨씬 쉬워질 것이다.

1단계 : 그날에 약간의 구성을 도입하라

우울증의 다양한 치료법에 대한 연구에서 가장 일치하는 발견들 가운데 하나는 활동이 우리의 기분을 도와준다는 것이다. 이런 소견이 여러분한테 사실인지 실험하고 알아보면 안 될 이유라도 있는가?

우리가 우울할 때 활동적인 것처럼 느끼는 일이 드물기 때문에 활동들은 사전에 계획되어야 한다. 우울증에 대해 스스로 도움이 되는 책으로서 여러분이 선택한 거의 모든 책들은 아침부터 밤까지 활동스케줄을 짤 수 있도록 돕기 위해 여러분이 작성할 수 있는 매일의 일기 형태로 되어 있다. 내가 118쪽에 적어둔 단 하루의 계획표는 하루를 한 시간 단위로 나눈 대략적인 윤곽이다.

목표를 너무 높게 잡지 말고 여러분 자신이 오늘 정한 일들을 완수할 수 있다는 것을 확신하라. 성취감을 가져다줄 수 있을 것 같은 잠재적으로 건설적인 활동들을 두 가지(매번 이틀 동안의 목표)를 적어두어라. 그런 다음 그 날 그 일들을 해내면서 앞뒤의 시간에 여러분이 하게 될 일이 무엇이든 그것들을 채워 넣어라. 한두 단어가 어떤 활동을 적어두는 데에 필요한 전부이다. 예를 들어, '아침식사' '산책' '책상정리' '친구 방문' 혹은 '좋아하는 TV 프로그램 보기' 와 같은 단어들이다.

우울한 사람들한테는 성공만큼 성공적인 것도 없다. 만일 여러분이 오늘 어떤 목표를 설정하고 완수하게 된다면, 특히 여러분에게 성취감을 안겨줄 한두 가지 활동들을 완수하게 된다면, 여러분은 그 이후로 내일을 맞이하는 데 있어서 훨씬 더 나은 마음 상태 속에 있음을 알게 될 것이다.

여러분에게 좀 더 흥미로운 것이 될 수밖에 없는 이러한 실행에는 또 다른 측면이 있다. 여러분이 하루를 지내면서 일기를 채워나갈 때 그 시간 동안 여러분이 우울함을 얼마나 느끼는지 0점에서 100점까지 점수를 매겨보라. 여러분의 마음속에 이 점수를 상상해보고 매 시간마다 여러분의 느낌에 옳다고 생각되는 점수를 선택하라.

종합하자면, 이런 실행을 '활동계획'이라 부르고 거기에는 3가지 특징이 포함된다.

매일의 활동계획

- 매일 매일의 시작이나 전날 밤에 여러분한테 어떤 만족감이나 성취감을 안겨다줄 것 같은 한두 가지 활동들을 여러분의 일기에 적어라.
- 여러분이 매 시간을 어떻게 보내고 있는지 한두 단어를 기입함으로써 하루를 보낸 대로 일기를 마무리하라.
- 다음과 같이 0점에서 100점으로 매 시간 동안 여러분이 느꼈던 기분에 점수를 매겨라.

0 10 20 30 40 50 60 70 80 90 100

0점 : 전혀 우울하지 않음

100점 : 내가 겪은 가운데 가장 우울함

활동계획에서 배울만한 것

이 훈련을 마친 후 며칠 동안 여러분이 시간을 보내는 방식과 기분 사이에 어떤 특별한 관계가 있다는 것을 알기 시작하게 될 것이다. 처음 확인해야 할 것은 여러분의 기분이 변하는지 혹은 여러분이 무슨 일을 하든 상관없이 정확하게 동일한 기분인지 그 여부이다. 만일 그 기분이 변한다면 이것은 과연 여러분의 우울증에 대해 무엇을 말해주는 것일까? 여러분은 자신의 기분이 어떤 조건에 긍정적으로 반응하는 것을 알 수 있다. 아마도 어떤 종류의 활동은 하려고 하고 다른 활동은 그만둠으로써 여러분의 고통이 완화될 것이다.

만일 이런 연구가 옳다면 여러분이 더욱 활동적일수록 여러분의 우울감은 더욱 적어진다는 사실을 알 수밖에 없다. 이것이 바로 여러분이 찾아낸 것인가? 여러분은 어째서 이것이 바로 그 사례가 될 수 있다고 생각하는가? 그날 1시간 동안의 매우 저조한 기분으로부터 그 다음 1시간 동안의 훨씬 더 밝은 기분으로 여러분이 옮겨가는 그런 시간들이 있다는 것을 알았는가? 어떤 활동들이 이런 긍정적인 기분변화와 관련되었을까? 여러분은 이 훈련으로부터 배운 바를 '회복일지' 에 적어두고 싶을 것이다.

여기 어떤 사람이 그의 기분을 모니터링하고 시간을 보냈던 자신의 방법과 그 기분을 연결시킴으로써 배우게 된 몇 가지가 있다. 일주일 내내 빠뜨리지 않고서 활동일지를 써왔다면 다음과 같은 양상을 알아차리게 된다.

- 실제로 기분 나쁜 시간들은 내가 거실의 의자에 앉아서 내 가족들한테 졸고 있는 모습을 보이게 되는 저녁 무렵이다. 사실상 나는 자고 있는 것은 아니지만 모든 사람들로부터 물러나 있었던 것이다.
- 일단 내 기분이 어두운 곳에 빠져있게 되면 나는 몇 시간씩 그런 식으로 머물러 있게 되는 것을 알았다.
- 내가 가장 좋다고 느끼는 시간은 주로 내 경주용 개 두 마리와 산책을 할 때이고 내 직장에 뭔가 중요한 기여를 했다고 느낄 때이다.
- 특히 운동은 내 기분을 상승시켜 주는 것 같지만 나는 진정으로 운동을 하고 싶지는 않으며 운동하게 되었을 때 한 시간쯤 걸어야 비로소 그 효과를 알아볼 수 있다.
- 아마도 내가 배운 가장 중요한 것은 행동이 동기보다 앞선다는 것이다. 내가 어떤 일을 하는 데 있어 에너지와 흥미를 느끼는 것은 다만 그 일을 시작한 이후였다. 여러분이 우울할 때 여러분이 그 어떤 일을 할 것처럼 느낄 때까지 망설이며 기다린다는 것은 결코 좋은 생각이 아니다. 당장 그 일을 시작하라. 여러분이 시작하자마자 동기는 죽어버릴 것이다.

흔히 도움이 되는 것은 여러분의 평범한 일상에서 벗어날 수 있는 몇 가지 새로운 활동을 계획하는 일이다. 한 주일 동안 여러분이 시도해볼만한 의미는 있지만 계속 회피하기만 했던 몇 가지 활동을 포함시켜 보라. 여러분은 음악회에 참석할 계획을 짜거나 혹은 이웃사람들의 모임에 참여해서 여러분의 지역을 위해 무엇을 계획하는지 배울 수도 있다. 그 요점은 여러분의 평범한 일상에서 벗어나 뭔가 새로운 행동의 시도를 생각해보는 것이다.

내가 정말로 저조하다고 느낄 때
난 무얼 할 수 있을까?

스스로 기분을 전환시킨다.
할 일에 대한 리스트를 만든다.
한 가지만 한다.
서툴더라도 한다.
(전혀 하지 않는 것보다는)
누군가한테 이야기한다.
그날 뭔가 기쁜 일을 계획한다.

2단계 : 여러분의 일일 계획에 인간적인 교류를 포함시켜라

내가 우울증 환자들의 외래 집단치료에서 봤던 한 사람은 다른 사람들과 다음과 같은 믿음을 공유하고 있었다. "우리 모두는 머릿속에서 너무나 외롭게 살고 있다"는 믿음이다. 이것은 아마도 우리 대부분에게 해당되는 말이겠지만 특히 우울한 사람들한테는 외로운 경험이 될 수도 있다. 이 책에서 줄곧 강조되고 있는 회복의 중요한 요소는 생기를 불어넣는 다른 사람들과의 순수한 접촉을 향하면서 고립감으로부터 벗어날 필요성에 대한 것이다. 고독은 인간의 기운을 회복시켜주지만 여러분이 우울할 때의 고독은 여러분의 부정적인 생각을 확대시킬 수 있고 그것을 알기도 전에 여러분은 두려운 절망감 속으로 빠져들어가버린다.

어떤 시점에서는 여러분이 몇 시간 동안 친구들과 함께 보내는 방식을 매일 검토해보라. 가벼운 마음으로 다정하게 다른 사람들과 함께 나누는 짧은 시간이 여러분의 기분을 가볍게 만들어 줄 수 있다. 아마도 여러분은 어떤 모임을 필요로 하는 사람들을 방문할 수 있다. 당분간 연락이 없었던 예전 친구에게 전화를 걸 수도 있다. 혹은 갑자기 이웃집을 방문해서 그 집에 가득한 따뜻한 분위기와 즐거움을 흡수할 수도 있다.

3단계 : 개인적인 반성을 위해 약간의 시간을 마련하라

우울증은 우리에게 일어나는 좋은 일들에 대한 끔찍한 기억과 잘못되어가는 일이거나 그 뒤로 여러분이 잘못된 것으로 판단했던 일들에 대한 놀라운 기억을 가지고 있다. 우리는 그것을 '선택적 주의력'이라고 부른다. 부정적인 마음은 옳지 않았던 모든 것을 걸러내고 '최종결과'가 진실하다는 증거로서 인식한 것만 기억해낸다. 모든 우울한 사람들은 그들 나름의 특별한 최종결과를 갖고 있다. 어떤 사람들한테 그것은 그들이 사랑 받을 만하지 않다는 믿음이고 다른 사람들한테는 "내게 진정으로 신경을 써주는 사람은 아무도 없다"는 믿음이 되며 또 어떤 사람들한텐 "내 느낌에 대해 구별지을만한 어떠한 일도 내 스스로 할 수가 없다"는 믿음이다.

이런 선택적 주의력을 교정하기 위해서 여러분은 오늘 여러분한테 일어났던 일을 회복일지에 기록을 하는 것이 도움 될 수 있다. 여러분의 최종결과가 아니라는 것을 증명할만한 어떤 일이 벌어졌는가? 여러분의 기분을 상승시켰던 사건을 기억하거나 혹은 생활상의 특정 상황들에 효과적으로 대처할 수 있다는 것을 보여줬던 어떤 경험들을 기억해 낼 수 있는가? 이런 경험들을 기록하고 또한 그 경험들이 아무리 단순해 보일지라도 여러분한테 생기를 불어 넣어주는 것에 대해 무엇을 내보일지 한번 생각해보라.

여러분은 또한 부정적이었던 경험들로부터 무언가 유용

한 것을 배울 수 있다. 아마도 이 순간에 여러분은 분에 넘치는 일을 하려고 했을 것이다. 변화될 필요가 있는 것은 여러분 자신에 대한 여러분의 기대이다. 만일 여러분이 기분 좋게 느낀 적이 있다면 그때 기대했던 것보다 우울할 때 여러분 자신에게 과연 더 많은 것을 기대할 수 있을까? 여러분이 내부적으로 그토록 비참했던 것을 보충해야 한다고 느끼기 때문에 무분별하게 스스로를 몰아세우고 있는가? 여러분이 분투하고 있는 모든 것을 기억하라. 그리고 여러분이 할 수 있는 정도만큼 노력하고 성공하리라는 것을 믿어라.

여러분이 하루 동안 일어났던 일을 처리하는 데에 얼마만큼의 시간이 필요하다는 생각은 회복을 위한 또 하나의 중요한 요소가 된다. 여러분이 고통스런 경험을 겪으며 살고 있다는 점을 받아들이고 또한 시간을 들여서 여러분의 경험에 대해 읽고 반성하고 적어둠으로써 여러분은 차츰 이 감옥으로부터 빠져나올 수 있는 길을 찾게 될 것이다.

어떤 사람들한테는 글쓰기가 그처럼 쉽지 않을 것이다. 이것은 분명히 우울증을 심하게 느끼는 경우임에 틀림없다. 여러분은 뭔가를 적어둘 만큼 충분히 집중할 수 없고 마음은 방황하고 있으며, 여러분이 거의 통제할 수 없는 부정적인 상념에 계속 사로잡혀 있다. 이런 기간 동안 여러분의 회복에 대해 강조할 점은 마음의 위안을 가져다주는 일들을 해야만 한다는 것이다.

산책, 음악감 상이나 연주, 작은 공원에 있는 조용한 벤치를 찾거나, 가능하다면 바닷가에 가서 밀려오는 파도를

사라의 회복일지

발췌 5

나는 기침이 너무 심했고 지친 채로 학교에 가고 싶지 않아서 하루 종일 아파트에서 지냈다. 아침을 먹고 TV를 잠깐 보고 내 옷을 다리고 정리한 뒤에 시간이 꽤 걸리는 번역 숙제를 했다. 나는 아직 문법상의 잘못을 검토해야 하지만 숙제를 끝내서 행복했다. 이 숙제를 해내는데 시간이 오래 걸리고 따라 하기엔 숙제의 양이 너무 많다는 것을 알고 있지만 그래도 나는 그에 대해 별로 기분 나쁜 생각이 들지 않는다. 오늘밤 나는 굉장히 편안한 느낌이 든다. 그 이유의 한 부분은 내가 거의 하루 종일 혼자였고 내가 생산적이라고 느끼게 하는 어떤 일을 해냈기 때문이라고 생각한다.

오늘밤 내 감정이 어디에 숨어 있는지 궁금하다. 왜냐하면 실제적인 이야기를 그렇게 많이 썼다는 게 나답지 않기 때문이다.

> 만일 어느 날 내가 자리에 앉아서 펜을 들고 내 느낌들에 대해 더 많이 수많은 페이지들을 써내려갈 수 있다면 정말 그러고 싶다. 마음 열기를 그렇게도 두려워하는 내 일부를 열어 보이고 싶다. 나의 내면의 작은 문들을 모두 열고 싶지는 않겠지만 그 문들에 붙어있는 이름들을 보고 싶고 적어도 몇몇 방들의 내부를 들여다보고 싶다. 그 안에 뭐가 있는지 알고 싶다. 내부에 숨겨져 있는 것을 보고 싶다. 나는 이런 감정들의 억제를 항상 두려워하고 있는 걸 원치 않는다. 나는 내 안에서 그것들이 살아가게 하고 싶다.

바라본다든지, 이 모든 것들의 아름다움으로 여러분의 마음을 가라앉히게 된다. 훗날 여러분의 기분이 약간 가벼워졌다면 여러분한테 일어났던 일들과 도움이 된 것처럼 생각되는 일에 대해 조금이라도 쓸 수 있는지 알아보자.

앞에서 사라의 일지 가운데 발췌된 내용은 그녀가 몇 가지 일상적인 잡일과 미뤄왔던 몇 가지 숙제를 해내면서 얻은 효과를 반영하고 있다. 이 기록의 끝에 그녀가 던진 질문은 자신의 깊은 감정에 대하여 물어보기 시작했다는 것이다. 그녀는 회복기의 후기 단계에서 이 문제를 더 탐구해 보려고 하겠지만 이 기록에 나온 그 문제에 대한 그녀의 언급에 따르면 그녀가 적어도 이 문제를 스스로에게 물어볼 만큼 강해진 느낌을 느끼고 있었다는 것과 자신의 내부적인 삶을 그렇게까지 두려워하지 않았음을 알려주고 있었다.

자기 도움을 위한 제안

- 여러분의 하루를 계획하는 데 있어 우울증에 좌우되도록 놔두지 말라. 여러분한테 개인적인 성취감을 가져다주기 쉬운 활동 두 가지를 틀림없이 계획하라.
- 가끔 친구들을 만나서 시간을 보내고 그들의 온정을 끌어내라.
- 그 날 배운 것을 돌이켜 보라. 만일 충분히 쓸 수가 없으면 여러분에게 가장 편한 방법으로 '타임아웃'을 정하고 오늘 하루 동안 생기를 가장 많이 불어 넣어주는 일을 생각하라.
- 여러분이 우울하다고 느낄 때 어떤 활동이든 시작하기가 매우 어렵다는 것을 기억하라. 여러분 자신에게 부드러워지고 여러분이 '아주 작은' 발걸음을 내딛어도 자신에게 많은 용기를 북돋워주어라.

병속의 메세지

행동은 동기를 앞선다.

[활동 일지]

시간	활동	기분 측정 (0-100*)
오전 9-10시		
오전 10-11시		
오전 11-12시		
오후 12-1시		
오후 1-2시		
오후 2-3시		
오후 3-4시		
오후 4-5시		
오후 5-6시		
오후 6-7시		
오후 7-8시		
오후 8-9시		
오후 9-10시		
오후 11-12시		

*0= 전혀 우울하지 않음; 100= 내 경험 중 가장 우울함

6장
그것은 가치 있는 생각이다

여러분을 계속 우울하게 만드는 부정적인 생각을 다루기

피터는 매우 촉망받는 경력을 지닌 20대의 청년이었다. 그는 2년 전에 건강이 좋지 않다는 막연한 증상 때문에 일을 그만두었는데, 결국 우울증으로 진단되었다. 그는 학교에서 인기가 없었고 괴롭힘을 당했다. 그는 동료들에게 거절당하는 공포를 극복하기 위해 경쟁적인 태도를 취했다. 승리한다는 것은그가 인정을 받을 수 있다고 느끼는 방식이었다. 그리고 그것은 오랜 시간이 걸렸다. 그럼에도 그는 자기 자신을 삶의 모든 국면에서 냉혹하게 밀어붙였고 실패라는 것을 몹시 나쁜 것으로 받아들였다. 완벽하지 못한 것 때문에 그는 스스로 화가 나서 자신에게 공격적으로 욕할 정도였다. 자신을 향해 끊임없이 몰아세우고 꾸짖는 일은 분명히 그의 정신적 탈진상태를 가져왔다. 그는 이렇게 말했다. "내가 지금 아픈 것은 그처럼 열심히 일을 해서 자살을 피할 수 있도록 만들어 주었습니다. 내 병은 내 인생을 바꿔서 내 가슴이 하는 말을 들어보라는 신호입니다."

제니퍼는 열일곱 살에 성공적으로 받은 졸업장과 다른 사람들을 끌어들이는 따뜻하고 매력적인 인격에도 불구하고 매우 불안정하고 기분이 심하게 침체되기 쉬운 경향을 보였다. 그녀의 직계가족들은 만성적인 우울증의 병력을 보였는데, 각기 그 방식은 달랐지만 모든 자녀들은 그 병의 희생자가 되었다. 그러나 제니퍼는 비슷한 정신건강의 모습을 띠고 있을 운명이었지만 집안에서 목격했던 자기패배적인 행동을 따르지는 않았다. 가족으로부터 자유로워지고 싶어 하는 마음과 주변사람들을 더 좋게 해줄 수 있는 일을 더 많이 하지 못하고 있다는 죄의식의 마음 사이에서 자주 갈등하고 있었다. 그녀는 처져있는 기간 동안 자신의 외모의 세세한 흠까지 들춰내고("난 화장을 다 끝낼 때까지는 살아 있는 인간의 형태가 아니야") 자신의 지능에 대한 흠("난 머리가 둔해")과 미래에 대한 혼란스러움("난 인생을 어떻게 살아가야 할지 모르겠어")을 드러내 보이면서 자기 혐오의 태도를 가지고 스스로에게 적대감을 갖게 될 것이다. 이러한 생각들이 그녀의 마음을 사로잡아서 그녀의 기분을 강렬한 절망감으로 몰아가고 그녀를 계속 굳건히 붙잡아줄 수 있는 친구들로부터 멀어지게 만들었다. 처음에는 정상적인 10대의 분노처럼 보이던 것이 몇 주 동안 지속되는 심각한 기분장애가 되어버렸다.

우울증에 낯설지 않은 두 사람의 삶에서 나온 두 사례를 읽으면서, 여러분은 그들의 문제를 일으켰던 원인에 대하여 많은 질문을 하고 싶을 것이다. 그러나 나는 여러분이 위의 두 이야기를 읽어가면서 그 두 사람들에게 공통점이 되는 뭔가를 알아냈는지 궁금하다. 그들의 우울증의 근본 원인이 아닐 수는 있지만 그들의 암울한 기분을 더욱 강화시키는 그 무엇인가를 알아냈는지 말이다.

거기에는 피터와 제니퍼 둘 모두가 경험했던 엄청난 정서변화로 몰아간 것처럼 보인 부정적인 사고유형이 있다. 우울증에 대한 연구와 치료는 특히 이러한 문제의 특성에 주안점을 두고 있는데, 거기서 나온 증거는 우리의 부정적인 생각들이 우리의 기분과 행동에도 결정적인 영향을 끼친다는 것이다. 우울증과 같은 기분장애를 가진 사람들의 마음은 꽤나 예측이 가능하지만 별로 도움이 되지 않는 방향으로 움직인다. 우리의 생각은 왜곡되어 있어서 더 이상 분명하게 볼 수가 없어 마치 '어두운 안경을 통해' 보는 것 같다. 우리는 현재 우리의 상태라고 생각되는 '감상적인' 사람한테 자기비판과 자기혐오를 축적하면서 우리 자신을 공격하게 된다. 다시 말해, 우리는 주변세상을 비정하며 떠받혀주지 않는 세상으로 보게 된다. 또한 우리의 미래를 현재의 고통스런 마음상태가 끊임없이 지속되는 것으로 보게 된다. 우리의 부정적인 생각은 절망감과 공포와 분노의 감정들을 증가시킬 수 있다. 그 다음으로 우리의 행동은 우리의 마음상태를 반영해주고 있으며, 우리는 스스로를 자신의 감옥에 가두고 다른 사람들로부터 스스로를 고립시키는 자기패배적인 방법으로 행동하게 된다.

우울증으로부터의 회복은 여러분이 부정적인 생각의 반복적인 양상을 자각하게 되길 요구하고 우울증이 심하게 고통스러울 때 여러분의 마음을 진정시킬 수 있는 방법을 찾아내야 한다. 여러분의 마음이 진정되면 마음도 맑아진다. 그렇게 되면 여러분 자신과 세상을 믿는 일이 훨씬 더 쉬워진다. 여러분이 자신을 믿게 될 때 여러분은 자신의 삶을 새로운 방식으로 생각하기 시작한다.

생각과 기분의 관계

과거 20년 동안 인지치료는 특히 우울증에 효과적인 것으로 드러났다. '인지적' 이란 단어는 단지 우리가 생각하는 방식과 우리가 사물을 바라보는 방식을 가리킬 뿐이다. 이러한 접근은 우리의 기분을 결정짓는 삶에서 벌어지는 일이라기보다는 오히려 어떤 사건이 나에게 '의미하는' 것, 즉 특정한 사건을 내가 해석하고 바라보는 방식을 지도원리로 여긴다. 나의 정서반응과 내가 그 사건에 대한 반응으로 행동하는 방식은 내 인생에서 여러 가지 다양한 상황들과 순간들에 내가 부여하게 되는 독특한 의미에 달려 있다.

치료적 접근의 창시자인 아론 벡 교수는 1950년대에 필라델피아에 있는 펜실베이니아 대학에서 연구하고 있었는데, 그때 그는 우울증 환자들에게서 어떤 특징들을 관찰하기 시작했다. 그는 어떤 주어진 상황에 반응하여 그들의 마음속에 저절로 떠오르는 생각들이 그들의 느낌에 직접적인 영향을 미친다는 것을 확인하였다. 우울증 환자들이 보고했던 (벡 교수가 '인지' 라고 부른) 생각들과 이미지들의 특징은 자기-비난적이고 패배주의적이다. 불안반응을 동반하는 생각들은 자신에게 위험과 협박의 지각으로 그 특징을 삼게 되었다. 분노반응에는 다른 사람들을 불공평하거나 자신의 영역을 침해하는 사람으로 인식하는 생각들이 동반되었다.

생각의 부정적인 양상들은 여러분이 어려울 것으로 알고 있는 그런 상황들에서 나타나는 여러분의 행동을 설명해 줄 수도 있다. 여러분이 만일 전형적으로 그 잘못이 무엇이든 그에 대해 여러분 자신을 비난하고 그것을 '자신의 전형적인 모습'으로 여긴다면, 그 상황을 건설적으로 다루려는 동기부여가 어려울 것이다. 여러분은 자신에게 그런 상황을 견뎌내라고 다그칠 것이고 바뀌지 않을 것에 대해 불평하지 말도록 요구하게 될 것이다. 그 결과 여러분은 이전보다 더욱 더 올가미에 걸려 절망적으로 느끼게 되고 여러분의 기분은 더욱 깊이 우울감 속으로 빠져들게 된다. 새롭게 생각하는 방식을 발견하는 것은 어려운 상황에 창조적으로 반응할 수 있는 새로운 가능성을 열어준다. 벡 교수는 우리가 불필요한 마음의 고통을 일으키게끔 내버려 두기보다는 우리의 기분에 동반하는 부정적인 생각들을 깨닫고 그런 생각들에 도전하는 방법을 배울 수 있다는 것을 발견했다.

특정한 부정적인 사유패턴을 깨닫는 데에 도움이 되는 매일의 기분일지가 있는데, 여러분이 정기적으로 이용할 수 있다. 이 기분일지의 제1판(115쪽)은 여러분의 생각과 감정이 연결되어 있음을 알게끔 디자인되어 있다. 기분일지 제2판(132쪽)은 여러분이 이러한 부정적인 사유들에 대해 다시 말할 수 있도록 디자인된 더 긴 형태이다.

매일의 기분일지 제1판

상 황	느 낌	부정적인 자동사유

1단계 : 여러분 스스로가 우울감을 알게 된 그 상황을 적어라

여러분의 마음이 뒤집어지게 되고 그 후로도 당분간 그런 상태로 머물러 있었던 최근의 상황을 생각해보라. 아직도 여러분의 마음에 생생한 그런 상황을 골라내라. 여러분의 인생에서 가장 심하게 마음을 뒤집어놨던 그런 사건일 필요는 없다. 이러한 훈련을 편하게 해내기 위해서는 너무나 큰 상처를 입힌 사건보다는 실제로 가볍게 마음을 흔들어놓은 사건을 고르는 것이 훨씬 더 편하다.

가능한 특정적이고 구체적이어야 한다. '상황' 이라는 첫 번째 항목에는 여러분의 마음이 뒤집어졌을 당시에 그런 일이 언제 일어났고, 여러분이 *어디*에 있었으며, *무엇*을 하고 있었고, *누구*와 함께 있었는지를 기록하라. 여러분은 다음과 같이 기록할 수 있다: "목요일, 저녁 10시 5분, 혼자 집에 있는데, 바바라로부터 전화가 걸려왔고, 곧바로 내 마음이 뒤집어졌음을 알게 됨." 여러분의 마음을 뒤집어놨던 자세한 상황에 대해 명확히 해두는 일은 여러분이 자신의 느낌과 생각들을 되찾으려고 할 때 이런 훈련을 통해 초점을 맞추는 일에 도움이 될 것이다.

때로 여러분의 감정을 촉발시켰던 표면적인 자세한 사건을 정확히 지적해내기가 어려울 수 있다. 예를 들어, 단순히 신문을 읽으며 앉아 있다가 갑자기 여러분의 기분이 매우 처지는 것을 느낄 수도 있다. 여러분이 읽고 있거나 주위를 돌아다니고 있는데 이런 기분을 불러일으킨 원인이 없을 수도 있다. '갑자기 우울해지는' 이런 경험은 매우 흔하다. 그에 대한 설명은 그 당시 어떤 생각이나 이미지가 여러분의 마음에 흘러갔다고 생각해 보면 더욱 분명해질 것이다. 잠시 여러분의 기분이 쳐지기 시작했을 때 여러분이 있었던 장소를 기록해 두어라. 그리고 만일 어떤 특정한 문제에 빠져 있었음을 기억해낼 수 있다면 'X

에 대해 생각하기' 를 추가하라.

2단계 : 여러분의 기분의 일부를 형성하는 다양한 감정들을 확인하라

어떤 특정한 상황에 대한 여러분의 부정적인 반응을 이해하려면 그런 상황에서 어떤 감정이 촉발되는지 좀 더 자세히 확인하는 일이 중요하다. 여러분의 마음을 뒤집어 놓는 일에 대하여 분명히 확인하는 동안 어떤 다양한 느낌들이 마음을 뒤집는 이런 감정에 영향을 주는지 그를 정확히 지적해내려면 시간이 좀 걸릴 수 있다.

여러분의 감정에 이름을 붙여주려면 그 당시에 여러분의 몸이 어떻게 느꼈는지 기억해보라. 여러분의 몸 가운데 여러분의 마음이 뒤집어졌다는 것을 어디서 알아차렸는가? 이런 감각은 무엇과 비슷한가? 조용히 눈을 감고 가능한 한 자세하게 그 상황을 되돌아보는 것도 도움이 될 수 있다: 그밖에 누가 있었는가? 여러분 주변에서 무슨 일이 진행되고 있었는가? 예를 들어, 존은 어느 날 저녁 집에서 마음이 뒤집어지는 느낌을 생각해냈지만, 그의 불행한 결혼생활을 비춰내는 거울이미지였던 그런 상황을 그려낸 영화 한 편을 보고 있었음을 깨닫는 것과 그로 인해 마음이 흔들리게 되었음을 깨닫는 데에는 어느 정도 시간이 걸렸다. 자세한 방법으로 그 상황을 생각해내고 확인하는 것은 촉발된 다양한 느낌들의 재확인을 훨씬 더 쉽게 만들어준다.

아래에 적힌 목록은 우울감을 느끼는 사람들이 흔히 보고하는 감정들이다. 목록의 어떤 단어가 여러분의 마음이 흔들릴 당시에 느꼈던 감정에 꼭 들어맞는지 알아보라. 여러분의 감정을 이 목록에만 한정시킬 필요는 없다. 그러한 상황에서 여러분이 어떻게 느꼈는지 독특하게 표현해주는 다른 단어들을 자유롭게 사용해도 좋다.

흔히 느끼는 부정적인 감정들의 목록

슬픔	불안	부끄러움	화나기 쉬움	외로움
우울함	두려움	당혹함	좌절감	불안정
상처난 마음	신경질적임	노출됨	신경이 날카로움	버림받음
절망감	초조함	죄책감	분노	어리둥절함
비통함	공황상태	굴욕감	미칠듯함	거절당함

이 목록을 채우는 데 있어서 흔히 경험되는 어려움은 생각과 느낌을 분리시키는 일이다. 그 까닭은 생각과 느낌이 우리의 경험 안에서 매우 가깝게 연결되어 있기 때문이다. 우리의 반응을 이해하는 일과만일 우리가 느끼는 방식을 바꾸려고 한다면 주의를 요구하는 것이 무엇인지 알아보는 일을 훨씬 더 쉽게 만들어주기 때문에 우리는 그 둘을 분리시켜야 한다. 단지 경험에 의하면 느낌이란 몸에서 느껴지는 것이고 일반적으로 한 단어로 표현할 수 있다. 만일 어떤 느낌을 표현하는데 한 단어 이상이 필요하다면 그것은 여러분이 생각을 표현하기 때문일 것이다. 생각이라는 것은 우리들이 무언가에 반응할 때 우리의 마음을 스쳐지나가는 자연스런 단어들이거나 기억들이거나 혹은 시각적인 이미지이다.

3단계 : 여러분의 부정적인 자동사유를 확인하라

세 번째 항목은 여러분의 '부정적인 자동적 사유'를 기록하는 곳이다. 이런 사유들은 어떤 사건에 반응하여 자연스럽게 일어나는 생각들이다. 그런 생각들을 '자동적'이라 부르는 까닭은 자신의 역할에 대한 어떤 특별한 숙고나 반성 없이 단지 우연히 일어난 생각이기 때문이다. 그것들은 특수한 진술의 형태를 취할 수 있어서 어떤 사건에 반응하여 저절로 떠오르는 것들이다. 예를 들어, “오 하나님, 이건 너무 끔찍해요!” “난 도저히 이걸 처리할 수가 없어.” “난 이런 상황을 다루기엔 적합하지 않다구.” “그건 내 잘못이야, 이런 해프닝은 피할 수 있었어야 했는데.” 이런 자동 사유는 어떤 상황에 의해 촉발되고 또 특별한 감정들에 연결되어 있는 기억의 파편들이나 떠도는 이미지들의 형태를 취하게 된다. 우리 마음이 동요되었을 때 우리의 마음을 스쳐지나가는 것이 정확히 무엇이었는지 깨닫는 데에는 시간이 좀 걸릴 수 있지만, 그러나 그렇게 할 수 있다는 것은 우리의 반응을 이해할 수 있고 또한 우리는 덜 당황하게 되면서 통제할 수 있게끔 해준다.

사라가 우울증에서 회복하게 된 것은 그녀의 생각과 기분을 잘 기록해 온 것과 관련되고 그런 생각과 기분들에 대해 다시 말할 수 있도록 배운 것과 관련된다. 다음의 일지(발췌 6)는 입원기간 동안 그녀의 마음이 동요되었던 한 경우에 그녀가 발견했던 것을 기록한 것이다. 그녀와 정신치료를 하던 어느 시간에 그녀는 진정으로 목이 말라서 마실 것이 필요하다는 걸 알게 되었다. 그녀가 복용하고 있던 특별한 약물이 입안을 매우 마르게 해서 계속 대화를 나누기가 힘들게 되었다. 그럼에도 그녀는 물을 마실 수 있도록 자리를 잠시 떠나도 좋은지 물어보는 것을 두려워했기 때문에 앉은 채로 30분이 지나서야 그녀는 자신의 욕구를 알려주게 되었다. 드디어 그녀가 잠시 자리를 비워야겠다고 요구하고는 벌떡 일어서서 이렇게 외쳤다. "아이구, 드디어 내가 정말로 뭘 요구하게 됐다니!" 그건 그녀에게 놀랄만한 순간이었고, 나는 요구하는 것이 두려워서 30분이나 앉아있는 동안 그녀에게 떠오른 생각과 느낌들은 적어두라고 요구했다. 이것은 그녀가 쓴 것이다.

이 훈련을 끝내면서 사라는 자신이 기술했던 수많은 다양한 느낌들이 그 당시에 자신이 갖고 있던 부정적인 생각들과 관련되어 있다는 걸 알고는 깜짝 놀랐다.

위와 같이 적어둘 수 있다는 것만으로 그녀는 약간 더 좋아진 느낌을 받았는데 그 까닭은 그녀가 마음의 동요라는 경험을 이해할 수 있었기 때문이다. 그녀가 마실 것을 원한다는 것에 대해 내가 부정적으로 반응하면서 그녀의 마음속에 내가 그녀를 신중히 대해줄 가치가 없다고 생각할까봐 두려워한다는 것을 깨달았을 때 그녀가 '겁을 집어먹고' 있다는 것은 그리 놀라운 일이 아니었다. 그녀는 자신의 생각을 써내려가면서 자신의 마음속 깊은 믿음 가운데 하나, 다시 말해 다른 사람들과의 상호작용에서 그토록 중요한 역할을 할 것으로 알지 못했던 생활규칙 가

사라의 회복일지

발췌 6

상 황	느 낌	부정적인 자동사유
목요일 오후12시30분 베이츠 박사와의 치료시간에 나는 마실 물을 얻고 싶어서 잠깐 자리를 떠나고 싶었지만 요구하기가 너무나 두려웠다.	겁먹음 부끄러움 이기적 불안정함	1. 내가 진정으로 그럴 필요가 없을 때에도 누군가를 짜증나게 한다. 2. 나는 요구하고 있다. 3. 베이츠 박사는 내가 치료시간에 물이 필요하다는 것을 예상하지 못했다고 나에게 화를 낼 것이다. 4. 그는 내가 어리석다고 생각할 것이다. 5. 그는 나를 무가치하게 여기고 더 이상 나와 작업하기를 원치 않을 것이다. 6. 만일 내가 필요한 것을 요구하면 나는 얻어놓은 아무리 작은 것이라도 잃게 될 것이다.

운데 하나를 드러내 보이게 되었다. "만일 내가 필요한 것을 요구하면 나는 얻어놓은 아무리 작은 것이라도 잃게 될 것이다." 이런 생각은 병실에서 그녀의 대부분의 행동을 설명해주는데 그녀의 기분일지에 대해 논의할 때 우리가 가장 큰 관심을 기울여야 했던 것으로서, 예를 들면, 병원 직원들에게 말을 많이 하지 않고, 자신이 비참할 때일지라도 항상 좋은 모습을 보여주려고 했으며, 다른 사람들이 그녀에게 필요한 것이 있는지 물어보더라도 분명히 무관심해 보이는 것들이다.

우리가 우울해졌을 때 활성화되는 부정적인 생각에 관심을 가지는 것은 중요한 일이다. 왜냐하면 이런 생각들이 우리의 기분을 더 강화시키고 건설적인 행동을 할 수 없게 막으며 우리의 자존심을 낮춰주기 때문이다. 부정적인 생각의 해독제는 단순히 우리 스스로에게 '긍정적으로 생각하기'를 강요하는 것이 아니다. 여러분은 이런 부정적인 생각들을 검토해보고 아마도 여러분의 특별한 인생 경험과 관련해서 어디로부터 생겨나게 되는지 이해하고 여러분 자신과 다른 사람들에게 현실적이고 공정한 사고방식의 대안을 찾아낼 필요가 있다.

여러분의 부정적인 생각에 응답하기

사라의 부정적인 생각들을 읽어가면서 여러분은 자신의 마음이 동요될 때 느꼈던 느낌들과 공통되는 어떤 특징들을 알아챌 수 있을 것이다. 그런 생각들은 가능한 한 여러분을 가장 나쁘게 보이도록 한다. 예를 들어, "난 누군가를 짜증나게 하고 있고, 나는 요구하고 있다." 그 생각들은 다른 사람들이 관련되어 있는 한 가장 나쁜 모습을 갖춘다. "그는 내가 어리석다고 생각할 것이고…" 그리고 그들은 일들이 거의 확실하게 나빠져 가는 그런 세상의 이미지를 보여주고 있다. "베이츠 박사는 나를 무가치하게 여기고 더 이상 나와 작업하기를 원치 않을 것이다."

우리의 생각들이 이런 식으로 왜곡되고 편견을 갖게 되는 것이 우울증의 특징이다. 우리는 스스로를 가차 없이 비난하고(개인화) 우리가 다른 사람의 마음을 읽을 수 있는 것으로 여기며(독심술) 그리고 우리는 마치 우리 스스로를 거부하는 것처럼 다른 사람들도 우릴 거부할 거라고 상상한다. 우리는 스스로에게 완벽함을 요구하고 완전한 실패만큼 끔찍한 것도 없다고 생각한다(悉無律적인 생각). 우리는 완전하게 자신을 용서하고 있으면서 우리는 항상 강하고 능력적이어야 한다고 주장한다(의무). 우리는 한 번의 실패나 어느 기분 나쁜 날을 끝없는 패배의 신호로써 해석한다(과잉일반화). 우리는 어느 날 하루 동안 해놓은 좋은 일을 무시하는 경향을 보이고 우리가 해내지 못했던 것에만 매달린다(긍정적인 것을 깎아내리기). 또한 우리는 미래를 발생 가능한 어떤 긍정적인 것에 의하기보다는 발생 가능한 가장 나쁜 것에 의해서만 생각함으로써 스스로 깜짝 놀라게 된다(파국화). 이러한 왜곡은 데이비드 번즈의 『좋은 감정의 핸드북』과 폴 길버트의 『우울증의 극복』이라는 책에서 더욱 자세히 묘사되어 있다.

여러분이 수많은 부정적인 생각들을 확인하는 동안 여러분은 사라의 경험처럼 부정적인 기분의 열쇠가 되는 어떤 특정한 생각이 있다는 것을 발견하고 여러분이 이런 생각과 맞붙을 때 다른 생각들은 그 힘을 잃는다는 것을 발견할지도 모른다.

다음은 간호학과 학생인 앤이 기말고사를 앞두고 일주일 동안 수행했던 훈련의 한 가지 사례인데, 그때 자신의 마음이 점점 더 동요되고 있음을 발견하고는 도저히 집중할 수가 없었다. 그녀는 이러한 생각들의 특징이 되는 부정적인 생각들과 주된 왜곡을 확인하게 되었다. 이것은 그녀에게 충분한 안도감을 주고 마음을 맑게 해줘서 더욱 바람직하게 반응할 수 있었고 공부에 집중할 수 있었다.

여러분의 부정적인 생각에 도전하기 위해서 자신한테

이렇게 자문해 볼 수 있을 것이다. “비슷한 문제를 가진 좋은 친구를 만나면 뭐라고 말해줘야 할까?”, “만일 그들이 비슷한 상황에 놓여있다면 그들에게 비판적이고 부정적이어도 괜찮을까?” 또한 여러분은 좋은 친구가 여러분한테 말해줄 것을 생각해보는 일도 유용한 것임을 알 수 있다. 여러분은 곁에서 격려해주고 지지해주는 그들이 있다고 생각할 수 있는가? 그들은 여러분한테 뭐라고 말할까? 또한 그들이 그것을 어떻게 말할까?

여러분은 다른 사람들이 생각하는 것을 마음으로 읽어낼 수 있고 다음과 같이 질문함으로써 이것을 조사해볼 필요가 있다. “X가 나를 존중하지 않는다고 믿을만한 어떤 증거가 정말로 내게 있을까?”, “난 이것을 진실한 것으로 알고 있을까?”, “이런 상황에 대해 달리 생각하는 방법이 있는 걸까?”

부정적인 생각들에 대해 다시 말하기: 시험스트레스를 다루기

부정적인 생각들	왜 곡	더욱 유용한 반응
나는 이런식으로 느끼면 안된다.	해야한다.	내가 더 좋게 느낀다면 그건 좋은 일이 되겠지만, 시험 전에 스트레스를 느끼는 것은 놀라운 일이 아니다. 내 느낌에 대해 부끄러워하거나 원망하는 것은 내 문제를 가중시킬 뿐이다
나는 어리석어서 항상 잘못을 저지르고 있다.	긍정적인 것을 깎아내리기	나는 인간적이지 어리석은 것은 아니다. 또한 나도 역시 실수를 저지른다! 나 또한 이 과정에서 어떤 일들을 진정으로 잘 해냈다.
나에겐 할 일이 너무 많다. • 나는 해낼 수 없다 • 나는 이 시험을 망쳐놓을 것 같고 이 과정을 끝낼 수 없다.	파국화	나는 이런 식으로 생각함으로써 스스로 그저 놀랄 뿐이다. 내가 오늘 성취할 수 있는 것을 기록해두고 또 계속함으로써 많은 일을 더 잘 할 것 같다.

인지치료의 주된 목표 가운데 하나는 여러분의 자존심을 소중히 여길 수 있는 힘을 길러주는 것이고 여러분의 왜곡된 부정적인 생각으로 위협하여 절망감과 패배주의에 빠지지 않도록 힘을 키워주는 것이다. 여기에는 연습이 필요하고 여러분이 예전의 부정적인 습관으로 빠지기가 얼마나 쉬운지 알게 될 것이다. 그러나 여러분의 생각들을 적어두고 그것들에 응답함으로써 여러분은 자신의 정신적인 악한과 충돌하지 않도록 스스로를 보호할 수 있게 될 것이다.

점차적으로 여러분은 자신에게 더욱 친절해지는 것을 배우게 된다. 여러분은 인생에 대처하려는 여러분의 노력을 격려해주는 방법을 배울 것이다.

나는 잘하고 있다. 이것이 내게는 쉽지 않은 일이지만 나는 견뎌내고 있으며 목적을 달성해가고 있다.

여러분은 부정적인 결론으로 덤벼들기보다는 멈춰 서서 **사물들을 조사하고 있다.** 여러분은 이렇게 물을 수 있다.

최악으로 간주하고 모든 것을 내 자신이 만들어낸 것처럼 꾸미기 전에 이것이 진정 사실인지 확인하기 위해 이젠 나는 무엇을 할 수 있을까?

만일 무언가 잘못되고 있다면 여러분은 **그것이 자신의 실수라고 간주하지 않아야 한다.**

괜찮아. 이것은 완전하게 작동하진 않았어. 나로선 그 이유를 모르겠어. 실제로 내가 했던 일과는 거의 상관이 없었던 거야. 이처럼 작동하지 않는 것에 영향을 줄 수 있었던 다른 것들은 무엇인가?

여러분은 마음을 읽어낼 수 있다고 여기지 않고 **다른 사람들이 생각하는 바를 물어볼 수 있다.**

나는 사실 메리가 나의 우울함에 대해 어떻게 느끼는지 알지 못해. 아마 그녀한테 물어보면 알 수 있을 거야.

요약

1. 우리가 우리들 자신에 대하여 혹은 우리가 직면하고 있는 어떤 특정한 위기에 대하여 생각하는 방식이 우리가 느끼는 방식을 결정할 수 있다.
2. 우리가 우울할 때 우리의 생각은 부정적이고 왜곡되어

간다.

3. 부정적인 생각은 우리의 자존심을 낮춰주고 다른 사람들을 의심하게 하며 우리의 관심을 필요로 하는 문제들을 효과적으로 다룰 수 없게 만든다.
4. 우리의 마음을 뒤흔들어 놓는 특정한 부정적인 생각들을 인식하게 되는 일과 그것들에 응답하는 것을 배우는 일은 가능하다.
5. 우리가 우리 스스로에 대해 더욱 친절하고 더욱 긍정적인 방식으로 생각하는 것을 배우게 되면 우리의 자신감은 상승하고 에너지와 창조력으로 문제를 해결할 수 있다.

스스로 돕는 연습

여러분의 부정적인 생각들에 대해 더욱 효율적이고 현실적이며 긍정적인 반응을 쓰기 위한 4번째 항목을 포함시킨 매일의 기분일지 완성판이 132쪽에 나와 있다. 먼저 처음 세 항목들을 채워 넣은 다음에 131쪽에 적혀 있는 질문들을 읽어보면 그 상황을 바라보는 대안적인 방식을 만들어내는 데에 도움이 될 것이다. 여러분이 자신의 생각들을 적고 그 생각들에 응답하는 연습을 한다면 여러분은 자신의 마음이 동요되고 있음을 알아차릴 때 여러분의 머릿속에서 이것을 재빨리 처리할 수 있을 것이다.

부정적인 생각에 대한 대안적인 반응을 만드는 데 도움이 되는 핵심질문들:

1. 여러분은 동일한 곤경에 빠졌던 친구에게 뭐라고 말하게 될까? 그 친구는 여러분에게 뭐라고 말할 수 있을까?
2. 여러분은 이것이 사실이라는 것을 진정으로 알고 있는가? 여러분이 그 증거를 확인할 수 있는 어떤 방법이 있을까?
3. 여러분의 생각이 왜곡될 수 있는 방법을 알고 있는가?
4. 무엇이 더 공정하고 현실적인 사고방식인가?

병속의 메세지

우리가 부정적이고 왜곡된 생각들을 인식해서 우리 스스로에게 말을 걸게 되는 좀 더 동정적인 방법을 찾아낼 때마다 회복은 한 걸음씩 앞서나가게 됩니다.

매일의 기분일지 제2판

상 황	느 낌	부정적 자동사유	대안적인/더욱 유용한 사고방식

7장

여러분의 자기-이미지를 바꿔라

긍정적인 자기-이미지는 우울증으로부터 우리를 보호하는 최선의 방책이다. 우리가 자신을 믿을 때 우리 앞길에 다가오는 도전과 어려움을 대면할 수 있는 자신감을 갖게 되며, 우리에게 지원이 필요하면 그 지원을 찾아나서는 데에 두려워하지 않게 된다. 우리는 우리의 힘을 인식하고 한계를 받아들이며 현실적이고 달성 가능한 목표와 목적을 설정하게 된다. 옛 격언에 "여러분은 자신의 자기-이미지보다 뛰어날 수 없다"라고 한다. 우리의 자기-이미지는 우리가 성취할 수 있는 것과 삶에 대해 요구하고 기대할 수 있다고 느끼는 것을 분명하게 정해준다.

우울증에 걸리기 쉬운 사람들은 일반적으로 자신들에게 좋지 않은 이미지를 갖게 된다. 아마도 어린 시절의 특별한 부정적인 경험들의 결과로 그들은 자신들이 얼마나 사랑을 받을만한지 혹은 한 개인으로써 얼마나 유능한지 대개 그에 관련된 고통스런 불안정감을 마음속에 품고 있게 된다. 이러한 자기-불확실성이 활성화되어 그들의 생각을 지배할 때 우울증이 유발된다. 그에 따라 부정적인 생각과 자기-파멸적인 행동이 작동하게 되고 악순환 속에 갇혀 있게 되며 덫에 걸려서 슬프고도 외롭다는 느낌을 자극하게 된다. 그들이 느끼는 고통은 그들한테 뭔가 분명히 잘못되어 있다는 확신, 다시 말해 그들이 어떤 근본적인 면에서 '실패자' 라는 확신을 갖게 해준다.

우울증에 걸리기 쉬운 사람들한테는 '그들 자신이 되는' 것이 안전하지 못하거나 받아들일 수 없다는 느낌이 들게 된다. 그들은 자신들에게 흠이 많거나 나쁘고 어떤 면에서는 부족하다고 믿고 있기 때문에 다른 사람들이 자신들을 '받아들일 수 있도록' 만들어 보려는 생각대로 되고 싶어 몹시 노력한다. 그들은 소위 '생존형' 인격으로 성장하며 이것은 자신이 다른 사람들한테 소속되어 있다는 느낌을 얻어 보려고 당분간 작용할 수 있다. 만일 그들이 어렸을 때 어떤 이유에서든 '나쁜' 아이라는 말을 반복적으로 듣고 자랐다면 그들은 항상 '착한' 아이가 되기 위해, '항상 옳은 일만 하기위해' 열심히 노력한다. 만일 그들이 '의존적' 이고 정서적으로 빈약한 것을 받아들일 수 없는 것으로 배웠다면 그들 자신의 정서적인 요구들을 자기 것이 아니라고 애써 말하려 하며, 또한 다른 사람한테 자신의 요구들을 감춰가면서 겉으로는 '독립적이고 자기를 믿는' 인격으로 성장하려고 몹시 애쓸 것이다. 그게 아니라면 그들은 다른 사람들의 고통에 매우 예민해지고 스스로를 돌보기보다 다른 사람들을 돌보려 할 것이다.

그들이 그토록 오랫동안 고통 받는 사람의 마음으로 지내왔기 때문에 또한 어린 시절에 그들의 삶에서 중요한 사람들(부모 동기간들 조부모)과의 반복되는 경험들을 겪으면서 흔히 형성되었기 때문에 이런 핵심적인 믿음들은 바뀌기가 어렵다. 그것들은 환자에게 완전히 진실인 것처럼 보이고 그것들을 바꾼다는 것은 어쨌든 '잘못된' 것처럼 보인다. 그것들은 대개 환자들이 우울증의 더욱 심각한 증상들로부터 회복된 이후에도 정신치료의 초점이 되는데, 그때 그들은 라이프 스타일에 기본이 되는 이런 생존전략을 재시험할 만큼 충분한 힘을 느낄 수 있게 된다. 이번 장은 우리가 우울증에 취약하게 되는 몇 가지 믿음들을 기술하고 그것들을 변화시키는 방법이 환자들에게 지속적인 회복을 가져다 줄 수 있음을 알려주려고 한다.

나는 바윗돌이다

만일 여러분이 여러분 자신이 되는 것만으로 사랑을 받는다고 느껴지지 않는다면 여러분은 다른 사람들에게 소속되는 느낌을 가져다준다고 상상되는 일은 무슨 일이든 하게 될 것이다. 그 대신 다른 사람들의 인정은 전혀 상관없으며 오히려 그들로부터 스스로 거리를 두게 된다고 여러분 스스로 확신하려 할 것이다. 여러분은 독립적으로 행동하고 온전히 자신만을 의지하며 다양한 프로젝트에 많은 에너지를 쏟고 여러분이 경험한 내면의 고통을 다른 사람들에게 감추려고 할 것이다. 여러분은 스스로 공허감을 느끼지만 만성적인 고독이란 고통이 우울증으로 될 때까지 계속해서 싸워나갈 것이다.

리처드는 자기 회사를 창업하여 수년 동안 성공적으로 발전시켜온 40대 중반의 남자였다. 그는 싱글이었고 어느 누구와도 긴밀한 관계를 맺을 수 없었다. 그는 살아오는 동안 가까운 형제가 죽은 이후로 여러 번 우울증에 시달려 왔으나 이러한 상실이 그에게 가져다 준 악영향에 대해서는 결코 말해본 적이 없었다. 그는 암울한 시기들을 극복하고자 알코올이라는 자가 치료에 의존했다.

그는 내면의 고통에도 불구하고 겉으로는 '체면을 차리려고' 했는데, 그는 어떠한 약점도 비열한 것이라 믿으며 자랐기 때문이다. 이것은 그가 어떤 종류의 무능함이라도 그걸 가진 사람들을 깔보는 그런 집안에서 '솔직하게 얻어 지닌' 믿음이었다. 서너 번의 우울증을 앓고 난 후에 그는 너무 지쳐서 더 이상 혼자서 해나갈 수 없다는 것을 느끼기 시작했다. 어느 늦은 밤에 그는 이 모든 고통을 단 한 번에 끝내야겠다고 분명히 결심하였다. 그는 가솔린 한 캔을 가지고 외딴 곳으로 가서 쓸쓸한 아침 이른 시간에 분신을 시도했다. 순전히 우연하게도 가까운 곳의 밭을 지나가던 한 농부가 연기가 피어오르는 것을 보고는 그를 도와주러 왔다. 그는 개인병원의 화상 병동으로 급히 옮겨져 몇 달 동안 신체적으로 또 정신적으로 치료를 받았다.

어느 누구도 리처드가 그러한 절망감 속에 있었으리라고는 생각하지 못했다. 그는 지난 한 해 동안 어떻게 '두 가지 서로 비슷한 삶을 살아' 왔는지 말해주었다. 하나는 다른 사람들과의 교제에서 그가 사교적이면서 유능했던 삶이고 또 하나는 만성적인 고독감과 절망감 속으로 점차 빠져 들어가는 삶이었다. 그가 병원에서 소생되고 있을 때 처음에는 전혀 기뻐하지 않았다. 이런 시각은 그가 자신의 가족과 친구들과의 경험에 대해 처음으로 솔직해질 수 있을 때 변하게 되었는데, 그들은 그가 상상해왔던 것보다 그를 더 많이 받아들이고 지지해주는 사람들이었다. 퇴원할 날이 가까워졌고 그를 괴롭혀왔던 수많은 문제들이 해결되었을 때 그는 여러 가지로 그 불이 고마웠다고 말했는데, 평생 동안 다른 사람들로부터 그를 단절시켜주기만 했던 그의 사회적 인격이라는 가면을 그 불이 '태워' 버렸기 때문이었다. 불은 다른 사람들에게 그의 내면에 있던 것을 노출시켰고 그는 스스로한테 부과한 격리감 때문에 활용할 수 없었던 사랑과 지지의 근원을 발견하게 되었다.

우리들 각자는 어느 정도까지는 내적인 삶과 외적인 삶이라는 두 가지 인생을 살아가고 있다. 우리가 우리의 개인적인 경계를 움직일 수 있고 우리 스스로 어떤 것들을 굳게 지킬 수 있다는 것은 매우 중요한 일이다. 프라이버시는 우리의 권리 중의 하나이고 우리가 이것을 알고 있다는 것도 중요하다. 그러나 우리의 내적인 삶과 외적인 삶 사이의 틈새가 너무 커져버리면 우리는 모든 것이 잘 되어가지 않는다는 경고신호의 긴장감을 느끼게 된다. 과도한 비밀은 우리의 내적인 자기와 다른 사람들 사이의 커뮤니케이션을 무너뜨릴 수 있다. 우리는 생명유지에 꼭 필요한 양육을 스스로 박탈당하게 된다. 타인들과의 진정한 연결이 결여되면 우리는 내부적으로 죽어있는 것 같은 느낌을 받기 시작한다. 우리는 우리의 고통을 감추기 위해 사회적 인격에 의존하면서 더 이상 살고 있는 게 아니라 단지 존재할 뿐이다. 이런 삶은 오로지 반쪽의 삶이고 개인적인 지옥이 되어 버린다.

우리가 믿고서 털어놓을 수 있는 카운슬러와의 치료적인 관계는 우리의 내적인 경험과 다른 사람들 사이의 생명선을 회복시키는 데에 있어 결정적인 단계가 될 수 있다. 그것은 우리가 스스로의 목소리를 회복하고 우리 주위에 둘러쳤던 커튼을 내려놓는 여정을 시작할 수 있게 해준다. 우리가 타인에게 말하고 그 사람을 믿으면서 우리는 자신의 진실을 듣기 시작한다. 한 줄기 빛이 우리의 내면세계로 들어온다. 처음에는 빛이 우리의 눈을 다치게 하지만 이전에는 오직 따분한 단조로움이었던 색깔과 무늬를 볼 수 있는 능력을 점차 회복하게 된다.

우리는 대화를 통하여 더욱 분명하게 볼 수 있고 우리를 괴롭혔던 공포와 자기-불확실성에 대면할 수 있게 된다. 점차적으로 우리는 분명히 자기-패배적이고 침체된 우리의 반복적인 행동패턴을 알아차리게 된다. 대화 덕분에 우리는 이런 패턴들의 근원을 이해할 수 있게 되고 그것들을 바꿀 수 있는 힘을 부여 받는다. 우리가 이런 패턴들을 바꾸면서 우리의 인생과정을 변경시키는 새로운 선택을 할 수 있게 된다. 치료자와의 관계는 격리감에서 신뢰로 향하는 여정의 한 가지 방법이 될 수 있다. 처음에는 놀라울 정도로 취약한 경험이 되지만 시간이 지나면서 치료자와 함께 발견하게 된 믿음과 안정감 덕분에 다른 사람들에게 마음을 훨씬 더 쉽게 열 수 있게 된다.

리처드의 이야기에서 우리는 무엇을 배울 수 있을까?

- 과도한 비밀과 수치심은 여러분의 우울증이 뿌리를 내리고 있는 토양인 격리감으로 우리를 이끌어간다.
- 우리와 믿음을 나눌 누군가를 찾아내는 일은 우울증의 손아귀에서 놓여나는 데에 도움이 된다.
- 사람들이 제공하는 지지를 과소평가하지 마라.
- 우울증으로부터의 회복은 격리감에서 다른 사람들에 대한 신뢰로 향해가는 여정이다.

내 욕구는 중요하지 않고, 남들이 내 자신보다 더 중요하다

우울증에 걸리기 쉬운 몇몇 사람들은 자신들의 욕구를 중요하지 않은 것으로 간주하고 다른 사람들의 기대를 충족시켜 주는 데에 자신의 삶을 종속시키는 그런 자기-이미지를 갖고 있다. 이런 형태의 자기-이미지를 만들어내는 어린 시절의 수많은 경험들이 있다. 어떤 어린이는 사랑을 받기 위해서는 부모의 보호를 받으려 하기보다 부모를 돌봐줘야 하는 것으로 알고 있다. 그들은 주변사람들의 욕구에 대한 민감성을 발전시키면서 성장하기 때문에 모든 사람들을 '돌봐주길' 강요당한다고 느낀다. 그들은 도와주기 위한 그들의 끝없는 아량과 준비성으로 흔히 찬사를 받는 강박적인 보호자가 된다. 그러나 만일 남들을 과보호하고 자기 자신의 개인적인 욕구들을 부인하려는 경향이 전달되지 않으면 그 사람의 열의는 식어버리기 쉽다. 그들은 계속 주려고 하지만 남들이 그들의 유용성을 너무도 당연한 것으로 여겨버리는 데 대하여 분개하게 된다. 어떤 지점에 이르면 내면에 형성되던 좌절감이 폭발해 버리는데, 사랑과 지지에 대한 환자의 욕구가 남들을 위해 늘 마련해 두었던 그의 명백한 준비성만큼 크다는 것을 인정해본 일이 없었던 가족들과 친구들과 직장동료들에겐 충격으로 다가온다. 정신건강은 다른 사람들과 함께 기브 앤 테이크(주고 받기)에 근거를 둔 공평한 관계를 맺는 방법을 찾아내는 일이다. 너무 많이 베푸는 것은 우리를 우울증에 취약하게 만든다.

어떤 사람이 다른 사람들을 위해 과잉보호를 하는 또 다른 이유는 다른 사람에게 고통을 일으키는 원인이 되고 그 때문에 비난을 받게 만드는 공포 때문이다. 사라는 그녀가 어떻게 그녀의 어린 시절에 마음의 동요를 항상 두려워했는지 기술하고 있으며 그 다음에 이어 남들의 욕구를 돌봐주는 일에 지나칠 정도로 신경을 써주고 자신의 욕구는 인정치 않게 되었는지 기술하고 있었다. 바로 앞 장(제6장)에서 우리는 사라가 치료시간 중에 마실 물을

사라의 회복일지

발췌 7

어린이로서 내 자신의 이미지

나는 내가 '착한' 아이였다고 믿었는데 실제로는 '뻔뻔스런' 아이가 되지 않으려고 조심해야 했다. 나는 모든 사람들을 도와주려고 애썼고 훌륭한 사람이 되려고 노력했다. 만일 그렇지 않으면 누군가가 성을 낼 것이고 엄마는 울기 시작할 텐데, 나는 그 모든 게 끔찍해지기 때문이다. 나는 조용히 지내고 이해하는 것을 배웠고 가능한 한 친절해야 했는데, 그렇지 않으면 무엇인가 잘못 되어갈 것이고 사람들이 날 좋아하지 않을 것 같으며 그렇게 되면 나는 두렵고 화가 나며 정말로 외로워질 것이기 때문이다. 나는 무시당하지 않고 사랑받고 보호받는다는 느낌이 필요했다. 하지만 그들의 사랑은 조건부인 것 같았다. 나는 그들의 사랑을 얻기 위해 열심히 일해야 하고 이제 나는 모든 사람들한테서 이처럼 느끼게 된다.

요구하는 일에 두려움을 관련시키는 그녀의 부정적인 생각들을 알아보았다. 우리는 이런 두려움을 가져오게 된 어린 시절의 경험을 찾아보았고 그녀가 이런 경험들의 결과로 발전된 타인들과 관계를 맺는 일반적인 스타일을 깨닫게 되었다.

다른 사람들을 화나게 할 거라는 두려움은 그녀가 필요로 하는 것을 요구하는 것이 두려워지는 공포심으로 변했고, 그렇더라도 그녀는 말하지 않을 것이라는 느낌으로 바뀌었다.

사라의 회복일지

발췌 8

성인으로서의 자기-이미지

나는 내가 필요로 하는 것을 요구할 수 없을 것 같다. 나는 그렇게 하기가 두렵고 하지도 않는다. 두려움이란 감정을 갖게 된 것은 오래전으로 거슬러 올라간다. 어릴 때 늦은 밤에 내 침실에서 나와 아래층으로 내려가면 부엌 문 앞에 서 있는 아이가 생각난다. 난 물 한잔을 마시고 싶었지만 문을 열고 들어가서 달라는 말을 하기가 무서웠다. 난 왜 그렇게 말하기가 힘들었는지 그 이유를 알지 못한다. 내 생각에는 밖으로 쫓겨날까봐 그리고 당장 잠자리로 돌아가라는 말을 들을까봐 무서웠기 때문이었을 것이다. 내가 깨어 있기엔 너무나 늦은 밤이었고 부엌에선 할 일이 아무것도 없었기 때문이다. 여러 가지 수많은 방법으로 나는 내가 원하는 것을 요구하려고 노력해 봤지만 마음에 드는 반응을 얻지 못했다. 살아가는 동안 수없이 내 자신에게 이렇게 말한 것을 기억하고 있다. "나는 내가 원하는 것을 말하려고 노력하겠지만 만일 그게 잘 안되면 난 다시는 해보지 않을 거야." 그래서 어떤 점에서는 시도하기를 포기해 버렸다.

여러분이 수 년 동안 여러분의 욕구를 충족시킬 수 있는 기본적인 권리도 없다고 믿으며 살아왔을 때 여러분은 자신의 욕구에 귀를 기울이지 않게 되고 점차 그런 욕구들을 부인하게 된다. 여러분은 자신이 요구하는 것에 대하여 뭔가가 잘못되었거나 수치스럽다는 결론을 내릴 것이다. 따라서 여러분은 항상 자신의 욕구를 다른 사람들의 욕구 다음으로 미뤄둔다. 사라는 자신의 욕구는 무시하고 다른 사람들의 욕구를 소중히 다룸으로써 그들의 애정을 얻을 수 있다는 것을 배웠다. 그녀는 병원에 입원해 있는 동안 병동에 있는 노인네들을 돌봐주는 '모범적인 환자'였다. 간호사들은 다른 사람들에 대한 그녀의 친절과 도움을 완전히 회복한 증거로 여겼지만 막상 그녀 자신은 그러한 행동이 얼마나 '건강치 못한' 것인지 잘 알고 있었다.

사라의 회복일지

발췌 9

나는 이제 내가 다른 환자들을 돌보고 도와주느라고 내 시간을 모두 다 사용하고 있을 때 실제로 나는 고립되어 있고 내 자신과 단절되어 있으며 내 시간과 정성을 내 자신이 아닌 다른 사람들에게 바치고 있다는 걸 깨달아가고 있다. 나는 다른 사람들뿐만 아니라 내 자신도 돌볼 줄 아는 방법을 배울 필요가 있다. 난 남의 고통만이 아니라 내 고통에 귀를 기울여야 한다. 그리고 나는 조금씩 고통을 줄여나가기 위해 내 안에 있는 고통과 싸워야만 한다.

입원 생활이 끝나갈 무렵 사라는 다른 사람과 관계를 맺는 패턴을 바꾸기 시작했다. 입원 초기에 그녀는 간호사들에게 자신이 필요로 하는 것을 거의 말하지 않았고 그들이 그녀에게 벌어지고 있는 일들에 대해 무관심한 것처럼 보이는 것 같아 말없이 분노했다. 하지만 그녀가 자신이 필요로 하는 것을 좀 더 분명하게 전달하기 시작했을 때 그녀는 사람들이 얼마나 잘 후원해주는지 그 사실을 알고서 깜짝 놀랐다. 그녀는 또한 더욱 적절한 방법으로 그녀의 사적인 공간을 돌보는 방법을 배웠고 다른 사람들의 요구에 대해 완전히 마음을 열고 유순하게 따라야 하는 것으로 느끼지 않아도 괜찮다는 것을 배웠다. 방문한 친척이 사라에게 간섭하는 것으로 여겨지는 몇 가지 개인적인 질문을 던졌을 때 그녀는 그 문제에 대해 차라리 이야기하고 싶지 않다고 조용히 말했다. 이런 일이 사라에게 생긴 뚜렷한 변화였고 그녀에게 불편한 느낌과 약간의 죄책감을 안겨주었다. 하지만 시간이 지남에 따라 자신에게 필요한 것을 요구하는 일과 그녀의 사적인 공간을 보호할 수 있도록 허락을 받아내는 일에 대하여 그녀는 더욱 더 강해지고 분명해지는 것을 느꼈다.

사라의 이야기에서 우리는 무엇을 배울 수 있을까?

- 우리들 각자는 소속될 필요가 있다.
- 우리의 어린 시절 경험이 인정과 소속감이라는 감정을 확보하기 위해 우리가 무얼 해야 하는지 우리들 각자에게 가르쳐주고 있다.
- 관계라는 것은 주고받기에 관한 것이다. 다른 사람들의 욕구뿐만 아니라 나의 욕구도 존중되어 마땅하다.
- 여러분이 필요로 하는 것을 다른 사람들에게 알리는 것은 잘못된 일이 아니다. 그것은 그들에게 여러분을 더 잘 알게 해주고 진정한 우정의 가능성을 만들어낸다.

나는 충분치 못하다

데이비드는 사랑을 많이 받기도 했지만 살아오는 동안 내내 과잉보호를 받았다. 그는 학교에서 시달림을 받았으며 그 결과 그는 자신의 동료들만큼 좋은 아이가 아니라는 느낌을 갖게 되었다. 그 결과로서 그는 자신이 상상해낸 '무능력'을 드러낼 것 같은 그 어떤 경쟁도 두려워하게 되었다. 그의 청소년기는 경쟁해야 하는 압박감도 없이 그저 '놀' 수 있고 마음 편히 지낼 수 있는 친구들과 함께 즐겼던 여름 방학의 행복한 기억으로 새겨져 있고 시험 공포 속에서 살았던 학교생활의 끔찍한 기억으로 새겨져 있다. 그는 겨우 학교를 졸업한 다음 제3단계과정에 들어갔지만 마치지 못하고 그만두었다. 그는 20대 중반까지 직업이 없었고 훈련도 받지 못했으며 생계유지를 위한 방향감각도 없었다. 그 어떤 훈련과정도 끝내지 못하는 반복된 실패로 그의 자신감은 점차 손상되어 갔으며 그 결과로 심각한 우울증에 걸렸다.

데이비드를 위한 치료는 긍정적인 자기-이미지를 형성시켜주는 일이었다. 그는 파트타임으로 일을 했고 그 다음 해에 끝내지 못한 두 가지 과정과 서너 개의 면허과정을 수료했다. 모든 시험은 그에게 엄청난 공포감과 고통을 불러일으켰다. 그는 결코 자신이 통과할 거라고 믿지 않았으며 여전히 또 다른 실패의 경험들이 참을 수 없을 만큼 고통스러울 것이라며 두려워하고 있었다. 그는 내 진료실에서도 테스트를 시행하기 전에는 항상 공황상태를 보였고 곤경에서 구해달라고 간청했다. 그는 모든 시험들이 중요하지도 않으며 요구사항이 적은 다른 프로젝트를 찾아내서 전보다 더 잘 지내게 되리라고 스스로 확신하려 하였다. 그는 지금까지 살아오면서 있을 수 있는 실패에 대하여 스스로를 보호해왔지만 우리는 그로 하여금 실패에 대한 그 자신의 두려움을 받아들이게 하고 그 실패에 직면할 수 있도록 애써주었다. 그의 자신감은 성공할 때마다 증가하였고 그가 경험했던 패배들을 이겨낼 수 있게 해주었다. 그는 회복되고 난 일 년 뒤에 우연히 내게 찾아와 극동지방에서 신나는 일자리를 잡아 곧 떠날 것이라고 말하였다. 그는 '잃어버린' 세월 동안 가끔 자기 비난에 빠지긴 했지만 결코 오래 가지는 않았다고 말하면서 다음과 같이 덧붙였다:

저는 그동안 자신감이 부족해서 시간을 허비하고 말았음을 알게 됐어요. 지나간 과거에 대해서 할 수 있는 것은 아무것도 없지만 그걸 통해 배울 수 있었죠. 도망 다녀봤자 제가 무능력하다는 믿음만 강화시킬 뿐이라는 것을 잘 알게 됐어요. 자신감을 세울 수 있는 방식으로 행동할 필요가 있다는 것을 배웠죠. 도전을 피하지 않고 실패와 좌절이 있으리라는 것을 받아들임으로써 그럴 수 있어요. 실패를 두려워하기보다는 이제 제 자신에게 이렇게 말한답니다. “만일에 네가 실패하지 않는다면 배우는 것도 없을 거야.” 그리고는 당장의 곤궁함을 찾아 나서지 않아요. 성취감을 얻는데 시간이 좀 걸린다는 것을 받아들이고 있어요.

데이비드의 자기-이미지는 본질적으로 그 자신이 무능력하다는 것이고 이 점을 노출시킬 것 같은 상황들을 피해가는 라이프스타일을 형성했다는 것이다. 시험들은 이런 취약성을 촉발시켜 그를 우울하고 불안하게 만들었다. 그의 회복에는 많은 용기를 필요로 하였는데, 왜냐하면 그의 핵심적인 생존전략을 단념해야 하기 때문이다. “난

데이비드의 이야기에서 우리는 무엇을 배울 수 있을까??

- 여러분은 자신의 자기-이미지보다 우수할 수 없다.
- 공포로부터 달아나는 것은 여러분 자신에 대한 불안정감을 계속 남아있게 할 뿐이다.
- 이러한 불안정감은 중요한 상황에서 촉발되고 여러분을 우울증에 취약하게 만든다.
- 여러분이 공포와 직면하려면 용기를 필요로 하지만 그것을 정복하면 경이로움을 느낀다.

참아낼 수 없을 것 같으니까 어떤 비용을 감수하더라도 실패만은 피해야만 해." 그 자신이 무능력하다는 가장 큰 공포에 직면함으로써 그는 자신이 영리하면서도 용감하다는 것을 발견하였다.

여러분에게서 가장 취약한 점을 어떻게 돌봐줄 것인지 그 방법을 배워라

여러분 자신에 대한 불안정감은 결코 완벽하게 사라지는 법이 없다. 변하는 것은 이런 취약성을 이해하고 인정할 수 있는 여러분의 능력과 그 취약성이 여러분의 정체성을 진정으로 내보인다는 믿음으로 이끌려가지 않을 수 있는 여러분의 능력이다. 여러분은 어떤 상황이 자신에 대한 이런 공포를 일으킬 수 있는지 잘 알게 되고 여러분의 자신감이 흔들리는 순간들마다 자신에게 부드럽게 대하는 방법을 배우게 된다. 여러분은 우울증 그 이상이고 점차적으로 이런 부정적인 패턴으로부터 여러분 자신에 대한 느낌을 분리시키는 방법을 배우게 된다.

앨런은 30대 후반의 남자로서 어린 시절에는 그의 어머니가 그에게 여자아이의 속옷을 입혀서 친구들과 놀 때마다 그것을 내보이게 되는 외설행위로 새겨져 있었다. 그는 끊임없이 창피스러워 했고 자기가 '나쁜' 애라고 말했으며 그 자신이 '멍청했기' 때문에 학교에 다니긴 했어도 시간 낭비일 뿐이라는 느낌이었다. 그는 어머니가 잘못되었다는 것을 증명하기 위해 열심히 노력했다. 그러나 그럴 때마다 그는 자신이 '나쁜' 애이고 친구들과 비교해서 살아오는 동안 제대로 성취한 것이 거의 없다는 잘못된 믿음으로 되돌아가곤 하였다. 이러한 신념은 수년에 걸쳐 몇 번의 우울증을 촉발시켰다. 치료는 마침내 더욱 강한 자부심을 회복시켜 주었는데, 믿을 수 없을만한 학대에도 살아남아 다른 사람들을 사랑할 수 있는 어른으로 그럭저럭 자라가는 한 어린 소년으로 자신을 바라보게 되었다.

그는 더욱 고통스런 어린 시절의 기억들 가운데 하나와 화해하기 위해 어떤 일을 해냈다고 한다. 아침마다 집에서 학교로 가는 여정이 그에겐 특히 힘들었다. 그는 다 끝내지 못한 숙제 때문에 들어야 하는 기나긴 꾸지람들을 참아내며 그날 받을지도 모를 더 큰 비난들을 두려워하면서 집을 나서곤 했다. 이제 우울증에서 회복되어가는 어른으로써 그는 자신의 일부가 아직도 격려와 지지를 필요로 하는 어린 꼬마임을 알아차렸다. 어느 날 아침 그는 학교로 떠날 바로 그 시각에 자기 집 현관에서 이 어린 꼬마와 동행하는 자신을 상상하며 집에서 학교로 가는 여정을 시작했다. 그는 걸어가면서 그 꼬마에게 말을 걸었다. 그는 그 꼬마가 얼마나 자랑스러운지 또한 부모로부터 아무런 준비도 되어있지 않고 그 어떤 지지도 받지 않은 채로 인생길에 내던져진 것이 얼마나 불공평한지 이 꼬마한테 말해주었다. 그는 앞으로 그를 위해 항상 곁에 있어주겠다고 약속했으며 그를 얼마나 믿고 있는지 또 일들이 아주 암울했을 때 오랜 동안 계속해서 싸워온 그가 얼마나 특별한 아이인지 그 점들을 확인시켜 주었다.

자존심은 우리가 스스로와 관계를 맺는 독특한 방법에서, 다시 말해 우리 자신에게 '말을 거는' 방법에서 나온다. 경멸하고 자신을 비난하고 거부하는 목소리로 말하기는 쉽다. 회복은 여러분의 진정한 현재 상태로서 자신을 받아들일 수 있게 될 때 여러분의 취약성과 약점의 방향을 바꾸게 된다. 여러분이 현재상태가 아닌 다른 사람이 되라는 어떤 압박감으로부터 벗어나서 성장을 위한 양육과 격려가 필요하다는 것을 알아감에 따라 여러분은 새롭고도 신선해진 여러분 자신한테 편안함을 느끼게 될 것이다.

요약

우리는 우리들 자신에 대해 파괴적인 믿음을 유지하는 한 그리고 다른 사람들과 진정으로 관련되지 못하는 방식으로 그들과의 관계를 계속하는 한 우울증에 취약할 수밖에 없다. 다른 사람들에게 우리 자신답게 되는 것은 추구해볼만한 가치 있는 목표가 되는데 그 덕분에 우리는 수많은 쓸모없는 압박감과 좌절로부터 자유스러워지기 때문이고 우정과 친밀감을 지속시킬 수 있는 가능성을 열어주기 때문이다. 그러나 이 일에는 시간이 많이 걸리고 반복적인 노력이 필요하다. 우리들 자신이 된다는 것은 우리가 취하는 선택과 마찬가지로 다른 사람들로부터 받는 선물만큼의 가치가 있다. 성공은 우리가 신뢰할 수 있는 사람들을 찾아내는 것에 달려 있는데, 그들은 우리를 우리 자신이 되게끔 도와준다.

스스로 돕는 연습

다음의 문제들을 검토하고 그것들에 대답할 시간을 가져보라.

- 이 세상에서 살아남는 방법에 대하여 여러분의 가족들로부터 얻어들은 중요한 메시지들이 있다면 그것들은 무엇이었는가?
- 이런 메시지들이 어떤 식으로 여러분에게 도움을 주었는가? 즉 그것들이 어떻게 여러분을 **강하게** 만들었는가? 어떤 방법으로 그 메시지들이 특정한 문제들에 대해 여러분을 단련시켜 왔는가? 그것들이 어떻게 여러분을 **취약하게** 만들었을까?
- 우울증에 대한 취약성을 감소시키려면 여러분은 어떤 메시지나 생활

규칙을 변화시킬 필요가 있는가?

- 여러분이 더욱 온화한 경험으로 살아가게 만들기 위해 이러한 규칙들을 완화시킬 수 있는 방법을 여러분은 알 수 있는가?

병속의 메세지

회복은 우리에게 더 이상 유용하지 않은 생활규칙을 사들이지 않고 거부하는 것을 의미하고, 우리 자신과 다른 사람들과 관계를 맺는 새로운 방식의 시도를 의미한다

8장

모든 것을 깨닫게 되다 : 톰의 이야기

어느 일요일, 주니어 축구팀을 코치하고 돌아와서 1시간쯤 뒤에 톰은 심장발작을 일으켰다. 그의 담당의사는 급히 불려와 위급할 정도로 맥박이 느려진 채 주방 바닥에 쓸어져 있는 그를 발견하고 구급차에 태워 지방병원 응급실로 이송하였다. '단지 만일을 대비해서' 친척들에게 연락하여 심장 모니터 주변에 모이게 하였다. 그들의 정중한 침묵과 걱정스런 얼굴들이 증명하고도 남음이 있었다. 톰은 메시지를 지니고 있었다: 그는 43살이고 다섯 자녀를 둔 행복한 결혼생활을 하고 있으며 직업도 괜찮았지만 그의 수명이 다해 가고 있었다. 그가 죽은 후에 가족들은 어떻게 대처할까?

의심되던 심장발작은 배제되었고 그보다 훨씬 양호한 심막염으로 진단되었다. 그는 5일 동안 치료를 받고 퇴원했지만 그 다음에 따라온 것은 6년이나 된 만성적인 우울증이었다. 그는 10주에 걸친 정신과 입원과 전기충격요법과 약물 치료를 두 번이나 받았지만 거의 도움이 되지 않았다. 그가 마침내 인지치료를 위해 의뢰되었을 때는 무자비하게 비참한 세월들이 그 대가를 치루며 지나가버렸다. 그는 별로 이야기하고 싶어 하지 않았다.

톰은 호리호리한 모습에 직선적이고 솔직한 방식으로 말하였다. 그는 내 진료실에 앉아 있었지만 자신이 왜 여기에 있는지 그 이유를 잘 모르는 것 같았다. 나 역시 그가 오랫동안 쭉 만나왔던 여러 전문가들 가운데 또 한 사람일 뿐이었고, 그의 태도에 의하면 나를 만나기 이전에 만났던 다른 사람들보다 그를 위해 내가 해줄 수 있는 게 더 많을 것으로 믿지 않는다는 것은 분명해 보였다. 그의 담당의사가 보낸 의뢰서에는 그가 지금까지 살아오면서 대부분의 일들에 대해 부정적인 태도를 보이고 있는 것으로 적혀 있었다. 그는 6년 간 앓은 우울증의 병력을 가지고 있었지만 치료로도 그의 비관주의를 바꿔줄 수 없었다.

톰은 가족들을 위해 열심히 일했지만 아이들이 그에겐 늘 부족했던 자신감을 가지고 집을 떠나 독립하는 것 이외의 다른 기대는 거의 걸지 않았다. 그는 특히 자신에게 엄격했던 아버지에 대해 말했는데 그 아버지는 그가 어린 소년일 때 '그의 기운을 꺾어' 놨다는 것이다. 그는 10대에 벌써 학교와 가족을 떠나 일을 시작했다. 그는 19살쯤에 이미 자신이 제빵회사의 성공적인 영업사원임을 입증했고 승진을 계속하여 결혼하고 가정을 꾸릴 수 있었다. 그는 이제 성공적인 가정을 지닌 세일즈맨으로서 일했고 매우 촉망받는 고용인이었다. 회사에 대한 그의 충성심은 완고한 것이었고 그는 직장에서 요구하는 것 이상으로 열심히 일했다. 그에게는 자기가 좋아하는 만큼 그를 좋아하는 다섯 명의 아이들이 있었다. 그런데 어째서 그는 삶을 돌보지 않고 그런 확고한 우울증에 빠지게 되었을까?

> 나는 살고 싶지 않았습니다. 나는 그저 삶과 대면할 수 없을 뿐이었습니다. 모든 사람들이 내 느낌 그대로 나를 바라볼 것처럼 생각되었고 내 마음속에 떠오르는 느낌이 너무나 무서웠어요. 나는 사람들이 그런 식으로 나를 볼 수 있다고 생각하면 견딜 수가 없었죠. 나는 예전에 익숙했던 모든 것으로부터 물러났어요. 고객들을 만날 자신감이 없고 회사가 받아야 할 돈을 거둬들일 자신도 없습니다. 나는 길 위에서 운전하다가 갑자기 멈춰 서서 집으로 돌아가야 하는 자신을 발견하곤 했어요. 나는 원래부터 방안에 홀로 앉아

있고 혼자 내버려 두길 바랐어요.

그의 상태는 그 다음 몇 달 동안에 더욱 악화되었다. 그는 6년 동안 세상과 단절된 듯이 보였고 완전히 비참하게 느껴지고 있었다. 그는 직장에 남아있기는 했지만 매일 저녁 퇴근하면 저녁식사를 마친 후 의자에 앉은 채로 잠이 들었다. 이전에는 그에게 즐거움을 안겨주었던 정원 가꾸기라든가 축구, 아이들과 놀아주고 친구들과 만나는 그런 활동에 아무런 흥미도 보이지 않았다. 가족들은 몰락해가는 그를 지켜보았을 뿐이고 그들이 혹시 그의 고통의 원인이 아닐까 궁금해 했다. 그들은 그의 주변을 조심스럽게 걸어 다녔고 그에게 부탁하는 일이 거의 없었으며 그에게 불편을 주지 않도록 노력했다. 시간이 흐름에 따라 그들은 일상적인 가정생활에서도 그에게 의존하는 일이 점점 더 적어졌다. 그들은 그에게서 '아빠'로서의 기대는 더 이상 하지 않게 되었다.

나는 내 자신이 아내와 아이들로부터 물러나 있다는 느낌이 들었어요. 그들이 알아차릴 수 있는 뭔가가 있다는 두려움 때문인데, "아빠가 미쳐가고 있다"는 것이죠. 그들은 이와 같은 말은 하지 않았지만 내 마음속에서는 그들이 그렇게 말하는 걸 느낄 수 있었어요.

톰의 우울증은 그가 하찮고 무능력하며 사랑받지 못한다고 그에게 계속 확인시켜 주었다. 하루하루를 지낸다는 것은 그에겐 엄청난 노력이 필요했다. 가장 고통스런 부분은 그의 고통이 영원히 끝나지 않을 것 같다는 것이었다. 놀랄 것도 없이 그는 자신의 고통에서 빠져나오는 유일한 방법이 죽음이 아닐까라고 생각하기 시작했다.

나는 절벽 끝으로 차를 몰거나 혹은 어떤 방식으로든 내 삶을 끝내는 것이 모든 사람들한테 가장 좋을 일이라고 느껴졌어요. 하지만 내 안의 그 무엇이 이렇게 말했습니다. "어리석은 짓을 하지 마라." 그리고 나는 뭔가로 나를 멈추게 해줬던 하나님께 감사하고 있습니다.

우울증에 걸린 사람들에게 문제의 핵심부분은 그들이 어떻게 사기가 꺾이고 격리된 것처럼 느끼는지 다른 사람들의 입장에서는 제대로 알 수 없는 불가능 그 자체이다.

사람들은 우울증을 이해하지 못합니다. 만일 당신의 팔이 부러졌다면 이 세상의 모든 사람들은 당신에게 동정심을 갖게 될 겁니다. 만일 당신의 다리가 부러졌다면 사람들은 당신이 계단 오르는 것을 도와주고 문을 열어 주겠죠. 하지만 만일 당신이 우울증에 걸렸다면 아무도 당신 자신을 알아주지 못할 게고, 그렇게 해서 당신은 우울증과 함께 살아가게 됩니다. 그들은 암이 살인자라고 말하지만 우울증이 가장 나쁜 질병이죠. 그것은 영원히 지속될 것 같은 말 그대로 감옥행 판결입니다.

그가 맨 처음 만난 전문가는 일반의사로서 그를 우울증으로 진단하고 약물치료를 위해 정신과의사에게 의뢰할 것을 암시했다. 어느 시점까지 그는 매일 6~8개의 알약을 복용했지만 어떤 환자들한테 그렇듯이 이 약물들은 그에게 거의 도움이 되지 않았다. 병원에 입원한 것은 두 번에 걸쳐 이뤄졌다.

입원은 내 경우엔 도움이 되지 않았습니다. 나는 단지 숫자에 불과하다고 느꼈어요. 내가 잘못되지 않도록 해주세요. 나는 이 나라가 환자들로 가득 차 있다는 것을 알고 있어요. 나는 특별한 치료를 원하지도 않았지만, 내가 좋아했던 것은 누군가 내게로 와서 침대 옆에 앉아 내가 어땠었는지 또 내 문제가 무엇인지 내게 말해주는 것이었어요. 내게 설명해 달라는 것이죠. 알약을 받고 홀로 남겨진 채로 식사가 나오고 병원 직원들이 들려서 '안녕' 과 작별인사를 하는 것으로는 내게 충분치 못했어요. 나는 무슨 일이 벌어지고 있는지 알고 싶었고 왜 내가 이런 식으로 느끼는지, 최종 결과가 어떻게 되어 가는지 알고 싶었어요.

톰의 경우에서 일어날 것 같아 보였던 것은 그의 우울증이 오로지 의학적 문제로만 비춰졌다는 것이다. 그는 특정한 약물로만 교정될 수 있는 화학적 불균형을 지닌 것으로 인식되었다. 이것들이 그의 우울증의 고통을 완화시키는 데 도움이 될지 몰라도 그것들은 그의 문제의 근본적인 원인을 제거할 수는 없었다. 또한 전기충격요법이 그의 입원 기간 중에 시행되었다. 이것은 뇌에 가벼운 전기충격을 전달하여 뇌 화학을 바꿔놓는 치료이다. 심한 만성적인 우울증의 경우에 이 방법은 환자들의 기분을 올려주는 극적인 이득을 보이는 것으로 알려져 왔다. 그런데도 이 치료법은 그의 상황을 별로 호전시키지 못했다. 놓친 것이 있다면 톰에게 그의 문제의 근본적인 원인을 이해하고 해결할 기회를 제공해줄 수 있는 어떤 형태의 상담이나 정신치료였다.

어떤 사람이 특정한 사건에 좋지 않게 반응하는 이유를

이해하기 위해서는 특별한 사건이 그들한테 갖는 의미를 여러분이 이해하고 있어야 한다는 것을 인지치료에서는 믿고 있다. 우리가 상황을 읽고 있는 방법이 우리가 반응하는 방식을 결정해준다. 톰의 우울증은 그가 앓게 되는 병으로 촉발되었지만 그에게 주는 이런 경험의 의미는 결코 완전하게 탐구된 적이 없다. 이것은 그의 마음이 어째서 그토록 뒤집어졌으며 그의 고통이 어떻게 임상적인 우울증으로 발전했는지 이해시켜 주는 열쇠가 된다.

그는 자신을 가장 크게 괴롭혔던 것이 실제로는 상상적인 심장정지라든가 곧 죽을 것 같은 절박한 위협 혹은 가족을 잃을 것 같은 가능성이 아니라 오히려 그를 붙잡고 놔주지 않으면서 계속 유지되던 깊은 불안정감이었다고 기술했다. 앰블런스가 오기를 기다리면서 누워있던 그 순간에 그는 젊었을 때 단호하게 말하던 아버지의 목소리를 분명하게 들었다. "넌 실패자야. 너는 절대 믿을 수 없고 잘 해내는 데 필요한 것을 갖고 있지 못해." 톰은 이 위기를 그의 아버지가 옳았다는 증거로 해석하였다. 그를 신뢰할 수 없었다는 것, 그리고 가족들은 그가 그들에게 제공해주리라고 결코 믿어서는 안 된다는 것이었다. 그는 이 평결에 굴복하면서 그의 자존심은 완전히 무너졌다. 그는 자기 자신과 가족들 사이에 거리를 두었고, 마침내

가족들이 그에게 의지하는 것을 그만두자 그는 이것을 그가 가족에게 해줄 것이 없다는 증거로 해석해 버렸다. 다음의 그림은 톰의 우울증과 6년 이상이나 유지되어 온 부정적인 생각과 자기 패배적인 행동의 악순환을 촉발시켰던 사건들의 순서를 그려본 것이다.

우리가 함께 정신치료를 하는 동안 톰은 어린 시절부터

톰의 우울증을 촉발시킨 것

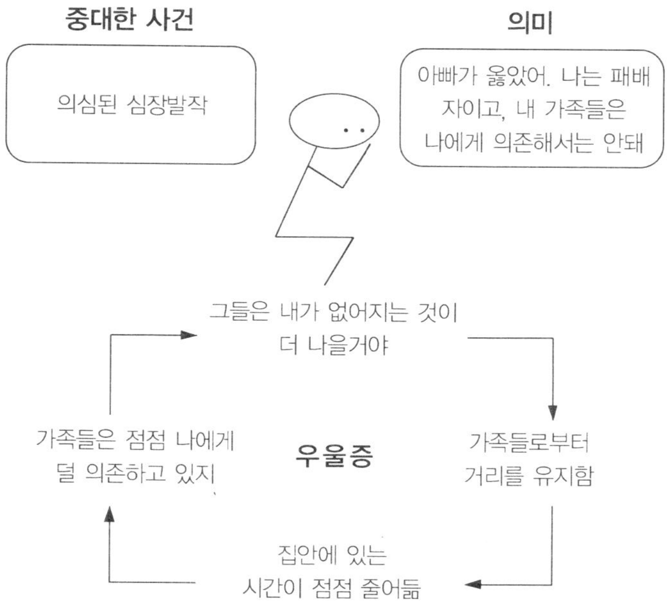

품어왔던 자신에 대한 부정적인 생각이 어떻게 우울증의 뿌리에 닿아 있는지 깨닫기 시작했다.

> 나는 성장해가면서 매우 심한 열등감을 느끼고 있었는데… 어떤 일에든 혹은 어떤 것이 되는 데에 있어서 결코 충분한 적이 없었다는 것이에요. '심장발작' 이 일어났을 때 그것이 나를 실망시켜 주는 더 많은 탄약이 된다는 믿음을 심어 주었어요. 그렇게 되었던 거죠.

그는 아버지와 맺었던 좋지 못한 관계를 불러일으킨 도화선이 되는 중대한 사건을 떠올리게 되었다. 그가 8살이었을 때 12살인 누나가 죽었다. 열한 명의 형제자매가 있는 가정에서 그는 어머니와 가까웠던 적이 없었고 이 누나는 특히 그에게 엄마 노릇을 해준 사람이었다. 누나가 죽은 어느 날 아침에 그의 아버지는 톰의 침실로 들어와서 그가 그날 학교에 가지 않는 것이 좋을 것 같다고 말했다. 그는 자신의 방 창문을 통해서 지나가는 장례행렬을 보았고 그 모든 광경에 완전히 당황스러워졌다. 그 이후로 모든 것이 달라졌으며 그의 아버지와의 관계는 몹시 악화되어 버렸다.

> 그건 기본적으로 내 아빠와 관련될 수 밖에 없었어요. 하

지만 그 후로도 나는 그를 비난하지 않았죠. 내가 사물을 바라보면 볼수록 그것이 기본적으로 그의 잘못이 아니라는 것을 깨닫게 되었습니다. 나로서는 엄마와 같았던 누나를 잃었어요. 아빠도 대단히 소중하게 여기던 딸을 잃었던 거죠. 또한 마치 내가 죽어야 했고 누나는 살았어야 한다고 그가 여기는 것처럼 느껴졌어요. 따라서 그는 내가 무엇을 하든지 언제나 나를 낮춰봤어요. 그는 결코 내가 어떤 좋은 일도 할 수 없다고 생각했습니다. 나는 그를 미워하지 않았어요. 오히려 그를 사랑했지요. 그를 기쁘게 할 수 있는 일이라면 뭐든지 했지만 그는 전혀 달라지지 않았어요. 그는 나와는 전혀 관계를 맺으려 하지 않는 것 같았죠. 그건 진짜 안타까운 일인데 왜냐하면 그가 그에 대한 내 감정을 알았더라면 우리 모두 더 나은 삶을 살아왔을 테니까요. 그가 누나를 잃었을 때 우울했다는 것을 느꼈지만 나도 그가 잃었던 것만큼 잃었던 거죠.

그는 항상 아빠가 옳았다고 마음속 깊이 믿고 있었으며, 이처럼 믿을 수 없고 실패자라는 자신의 이미지를 차단하기 위해 특정한 보호적인 기제를 선택함으로써 살아남게 되었다. 그는 항상 이렇게 상상된 결함을 보충하려고 지나치게 일했다. 그의 일처리는 어떤 기준에서 보더라도 인상적이었지만 그가 일요일 오후에 무능력해질 때에는 소년기에 형성된 부끄러운 자기-이미지가 되살아나는 것으로 확신하고 있었다.

톰은 그 이후 6년 동안이나 이런 부정적인 신념으로 살아오고 있었다. 그가 가정에서 수동적이고 쓸모없는 역할을 했던 까닭은 가족들이 그를 의지해서는 안 된다는 것이 그들의 가장 큰 관심사항이라고 믿었기 때문이었다. 그의 마음속에서 이것은 그들이 실망하게 되는 앞으로의 경험을 피하게 하기 위해 그가 할 수 있는 최선의 것이었는데, 그런 경험은 그가 견뎌낼 수 있는 그 이상이 될 것 같았고 그들에게 상처를 줄 것으로 믿었던 것이다. 처음으로 그는 왜 자신이 세상에서 가장 사랑하는 사람들에 대해서 그렇게 행동하고 있었는지 이해하게 되었다.

그가 어린 시절 성장기의 이런 경험들을 생각해내는 동안에 누나가 비극적으로 죽었고 아버지는 그 이후 수년간 지독하게 그를 싫어했던 것처럼 보이던 8살 어린 소년의 강렬한 고통이 매우 생생하게 다가왔다. 그가 내재화했던 부정적인 내부 목소리에 대항해 싸우는 동안 절망감은 서서히 분노로 바뀌어 갔으며 그의 에너지와 살고자 하는 그의 의지를 끊임없이 빼앗아 가고 있었다.

지속적이고도 충실하게 또 성공적으로 살았던 삶의 증

거를 가지고 이런 정신적인 '악한'을 꼼짝 못하게 하려는 톰의 초기시도는 아무리 잘 보아도 비겁한 짓이었다. 여러 번의 정신치료를 받은 후에 그는 얼마나 화가 났었는지 처음으로 누나한테 말하려고 그녀의 무덤을 찾아갔다. 하지만 그는 이 말을 할 수가 없었다. 정신치료를 받으러 와서 그가 설명한 것은 그의 아버지가 누나 옆에 묻혀 있었고 자신의 나약한 모습을 비난하는 아버지의 모습이 떠올랐다는 것이다. 시간이 지남에 따라 그는 더욱 강해졌고 그의 아버지가 분노 속에서 그에게 말했던 모든 기억들에 대해 도전하게 되었다. 그가 과거의 고통을 기억해냄에 따라 그는 또한 자신 속에 있는 아이가 괴롭힘을 당하면서 살아남아 어른으로 자라서 다른 사람들한테 선행을 베풀게 되었던 바로 그 아이의 힘을 인정하게 되었다. 그는 역시 아빠의 행동이 톰에 의해 자극되거나 톰의 탓으로 볼 수 있는 어떤 일들이라기보다는 오히려 아빠를 괴롭히는 특별한 문제들을 반영하고 있다는 것도 인식하게 되었다.

그가 실패자가 된 것이 그의 아빠한테 잘못이 있다는 것을 증명하려고 노력한 결과로서 그는 자신을 어떤 법칙에 따라 살도록 스스로 몰아세웠다는 것을 깨닫게 되었다. "만일 내가 자식들에게 완벽하게 제공해주지 않는다면 난 무능력한 실패자라는 걸 스스로 증명하는 게 될 거야." 이런 법칙에 따라 엄격하게 사는 것은 어떤 일 때문에 자신의 직업이 위태롭게 될지도 모른다고 그를 끊임없이 걱정하게 만들었다. 그 결과 그는 자기 자신을 꼭 필요한 존재가 되기를 희망하면서 일주일에 7일간이나 일했지만 실제로는 그의 건강에 대한 위험이 증가하고 그의 직업과 삶은 심각한 위험에 몰리고 있었다.

톰이 자신의 우울증의 근본적인 원인을 이해하는 것은 굉장한 위안이 되었던 반면에 그에게 있어 진정한 도전은 그가 신뢰할만한 사람이 아니라는 믿음에 관한 것이었다. 그에게는 그를 우울증에 가둔 부정적인 사고와 행동의 패턴을 깨고 자존심을 재형성할 필요가 있었다. 그는 그의 가족들에게 이전과는 다르게 행동하고 소규모로 그들 각자에게 도움을 주는 것으로 시작했다. 그가 강해짐에 따라 그는 언제 자신의 마음속에 부정적인 생각들이 활성화되는지 알게 되었고, 또한 그는 내부적으로 무너지거나 그 생각들이 옳다고 가정하기보다는 이런 생각들에 대꾸하기 시작했다. 결국 그는 아버지한테 좀 더 직접적으로 말하기 시작하였고 아버지의 비난에 맞서기 시작했다.

난 모든 것을 다 했어요. 묘지에도 갔죠. 우리는 그가 나에게 원했던 것이 무엇인지에 대해서도 이야기를 나누었어요. 천국이 있다면 그만큼 지옥도 확실하듯이 우리는 대단한 대화를 나누려고 했죠. 나는 그것을 꺼내어 공개하고 좋은 시각으로 바라보고, 내 부정적인 생각들이 절망과 우울함의 망령이었다는 것을 알았어요. 그것은 내 자신에 대해 결코 사실이 아니라는 것을 내게 들려주는 목소리였죠. 난 그것이 사실이 아니라는 것을 받아들일 줄 알게 되었고 내가 그렇게 하면 할수록 내겐 싸울 수 있는 용기가 더 생겼어요. 기본적으로 내 머리 속에서 그가 했던 것과 여전히 하고 있었던 것은 나로선 마땅한 일이 아니기 때문에 나를 놓아달라고 그와 싸울 수 있었죠. 그가 생각하는 나라는 사람의 타입이 아니었다는 것. 나는 성공하려 하고 그는 나를 멈춰 세우려고 하지 않았다는 거죠. 그건 아버지가 나를 끔찍하게 사로잡고 있었기 때문에 어려운 싸움이었어요. 당신이 누군가를 사랑하면 그 사람은 당신을 사로잡을 겁니다. 또한 나는 아버지를 사랑했어요. 아버지를 여전히 사랑하고 있기 때문에 내일 만약 그를 만난다면 그 말을 할 겁니다. 하지만 나로서는 그가 내게 했던 것을 당연한 일로 여기지 않았어요. 왜냐하면 나는 그가 내게 말했던 그런 사람이 아니었기 때문이에요.

톰은 자신이 신뢰받을 수 있는 사람이란 걸 믿기 시작하자 그와 가족과의 관계는 눈에 띄게 바뀌었다. 그는 집에서 더욱 솔선수범하기 시작했고 점차로 다시 '아빠' 가 되어갔다. 처음에는 가족들이 그를 매우 수동적이고 자기중심적인 사람으로 보는 데에 익숙해져 있었기 때문에 그의 행동 변화에 적응하기가 어려웠다. 그와 아내 사이에 만남을 주선하여 그가 가정으로 다시 들어갈 수 있는 방법을 논의했고 그의 호전이 지속될 것으로 믿기 어려워하는 아내의 문제에 대해서도 의논했다. 그녀의 지지는 톰이 아버지로서 그리고 남편으로서 되돌아갈 수 있도록 도와주는 데 있어 매우 중요했다.

그가 가정에서 자신의 관계를 재가동함에 따라 톰은 또한 집 밖에서 다른 사람들과도 전혀 다른 관계를 맺게 되었다. 그는 그 동안 소홀해 왔던 직장 동료들과 친구들에게 더욱 솔선수범하였다. 그의 자신감은 서서히 되돌아왔고 그의 우울증도 나아지고 있었다.

> 나는 이제 어떤 일들도 더 잘 대면할 수 있게 된 거에요. 다른 사람들에게 어떻게 느끼는지를 표현하는 것도 두렵지 않구요. 이전에 나는 듣고 있는 이야기에 동의하지 않더라도 뒤로 물러나 침묵하고 있었죠. 내가 꼭 말해야 하는 것들이 어리석은 것이라고 생각했을 테니까요. 이젠 내 자신을

믿고 내 생각을 말하고 있어요.

치료가 거의 끝나감에 따라 우리는 그에게 재발을 일으킬 원인이 될 만한 가능한 상황들을 검토해 보았다. 우리는 앞으로 치료가 미치지 않는 곳에서 수행될 수 있고 또 그의 여생 동안 그에게 도움이 될 수 있는 몇 가지 실용적인 대처기술에 대해 논의했다. 치료를 끝내고 난 후 5년 동안 톰은 가끔 연락을 하곤 했다. 그 이후로 그는 그의 인생에서 6년이란 쓸쓸한 기간 동안 감당해야 했던 절망감을 다시는 겪지 않게 되었다. 그는 별로 좋지 않은 날들을 보내는, 매우 어려운 인생경험들을 겪었지만 임상적인 우울증에 다시 사로잡히지 않고도 그런 경험들에 대처하게 되었다.

아침마다 출근하면서 내 자신에게 오늘은 어제보다 더 나을 것이라고 말하는 것이 나의 생존방식입니다. 내가 직면하게 되는 문제가 무엇이든지 나는 그건 단지 하나의 문제일 뿐이고 그걸 해결하게 될 거라고 말하죠. 만일 그 문제가 나한테 너무 지나친 것 같다는 생각이 들면 나는 그 문제에서 잠깐 걸어 나와 다음 날 새로운 생각을 가지고 되돌아가요. 전에는 그런 문제가 나를 쳐지게 했고 밤에는 잠을 이룰 수가 없었겠죠. 이젠 그 문제들 하나하나가 인생의 또 다른 부분일 뿐이고 내일은 더 나아지리라는 것을 알고 있어요. 나는 대처하고 있고 살고 있고 즐기고 싶은 것을 즐깁니다. 또한 내가 가진 것으로 매우 행복합니다. 단지 그뿐이죠.

치료가 끝나감에 따라 사람들은 자신의 우울증을 일으켰던 인생경험들의 요소에 대해 더욱 분명하게 알게 되고 동시에 그런 경험들을 새로운 방식으로 보기 시작한다. 그들의 이야기 가운데 부정적인 요소들은 예전 그대로 남아있더라도 그 의미는 변하게 된다. 고통스런 기억들은 이제 받아들이게 되지만 환자가 다른 경험들을 다룰 때 소중해질 수 있는 독특하고도 중요한 감수성을 가져다주는 것으로 인식된다. 이 점은 톰의 경우에도 마찬가지인데, 그의 아버지의 학대행위가 그에게 자식들의 양육에 대한 중대한 통찰력을 가져다주었다는 것을 깨닫게 되었다.

내 아빠는 한 개인의 자신감을 세워주는 일이 얼마나 중요한지 실제로 나에게 가르쳐 주셨어요. 인간의 정신은 쉽게 부서질 수 있고…. 적어도 내 아이들은 내가 그들에게 그걸 해줬다고, 또 그것이 내가 그들에게 해줬던 가장 중요한 일이라고 말할 필요가 없으면 좋겠어요. 내 아빠는 나에게 그걸 해주셨죠. 아마도 아빠가 그걸 내게 가르치려고 나를 호되게 다뤘던 것을 견뎌낸 것은 좋은 일이지만 이젠 아마도 내 자신에게 그렇게 하지 않는 것이 좋을 것 같아요.

9장

우울한 사람과 함께 지내기

우울증의 울타리에서 벗어나 바깥쪽에 산다는 것은 매우 어려운 것일 수 있다. 사랑받는 사람들은 환자만큼 혼란스럽게 느낄 수 있고 지치고 죄의식을 느낄 수 있으며 그들이 철저하게 보호해야 하는 누군가를 도와주지 못하는 자신들의 무능력 때문에 분노할 수도 있다. 다음에 제시하는 것들은 그들의 우울증이란 암흑 속으로 끌려 들어가지 않으면서 여러분이 지지적인 방법으로 환자와 함께 지낼 수 있도록 도움이 되는 몇 가지 방법들이다.

편의상 우리는 이러한 문제를 가지고 살아가는 두 가지 단계로 생각해볼 수 있다. 하나는 여러분이나 환자 어느 쪽도 무엇이 잘못 되었는지 모르고 그들의 기분과 행동이 점점 나빠져 가는 단계이고, 그 다음 단계는 그들한테 어떤 형태로든 외부의 도움을 필요로 하는 문제가 있다는 사실을 받아들이는 때이다. 각각의 단계에서는 우울한 사람에게 또한 그들과 가까운 사람들에게 나름대로 독특한 도전들과 함정들을 보여주게 된다.

(1) 아직 자신들에게 문제가 있음을 받아들이지 못하는 사람들과 함께 살아가는 방법

우울증의 초기 단계에서 환자들은 잘못된 것이 있다는 것을 거부하게 되고 여러분과 그 밖의 모든 사람들로부터 점차 단절하게 된다. 여러분은 그들의 기운을 돋아주려고 온갖 노력을 다하지만 제대로 되는 것이 없다. 심각하게 악화할 때마다 여러분은 '기운을 내라' 던가 '기운을 되찾아' 라고 흔히 말하게 된다. 이것은 상황을 훨씬 더 악화시킬 뿐이다. 혼란이 시작되고 여러분은 벌어질 수 있는 일에 대한 모든 설명을 제시하게 된다. "그들한테 신체적으로 뭔가 잘못된 점이 있나?", "이게 고작 우리 관계야?", "그게 나일까?", "우리는 어딘가 다른 곳에 살고 있을까?" 여러분은 이런 질문들과 홀로 씨름하게 되는데, 철수되어 있고 의사소통이 안 되는 누군가에 대한 여러분의 걱정을 말로 꺼내기가 쉬운 일이 아니기 때문이다. 결국에 여러분의 설명은 그들이 '이기적' 이라고 비난하거나 여러분이 '부적절' 하다고 스스로를 비난하기에 이른다.

이 단계에서의 함정은 고립감과 혼란이다. 우울한 사람들이 빠지게 되는 고립감은 가족 내에서 강력한 요인이 될 수 있다. 그것을 깨닫지 못한다면 가족들은 정상적인 사회적 지원에서 단절될 수 있다. 환자에게 방문자들이 찾아온다는 것은 쉬운 일이 아니라는 것을 알기 때문에 친구들과 친척들이 더 이상 초대받고 잠깐 들를 수 없게 된다. 아이들은 자기 친구들을 집으로 오라고 하지 않고 분위기가 바뀌었다는 것을 감지한 이웃들도 우연히 들르는 일이 없어진다. 이 단계에서 여러분한테 가장 중요한 생존전략은 무슨 일이 일어나고 있는지 다른 사람들에게 확인시키는 것이다. 여러분을 도울 수 있는 사람들은 여러분이 겪고 있는 압박을 상상할 수도 없는데, 사실은 여러분과 환자가 모두 직면해야 하는 문제가 있다.

무슨 일이 일어나고 있는지 여러분이 그에 대해 어느 정도 분명하게 파악했다면 어떤 것도 해결되지 못한다고 상호비방의 치료시간이 되지 않으면서 환자들에게 이야기하기가 훨씬 더 쉬워진다. 여러분은 환자에게 솔선해서 주도권을 잡고 감정적인 수준에서 여러분한테 벌어지고 있는 일에 대해 그에게 매우 솔직하게 말해줘야 한다. 여러분이 어떻게 느끼는지에 대해 매우 단순해지고 명확해져라. 또한 가능한대로 천천히 그리고 조용하게 말하라.

우울증에 빠지고 있는 사람들은 강렬한 감정이나 비판에 대항하기가 불가능하다는 것을 잘 알고 있다. 그들이 잘못하고 있는 것 때문에 그들을 비난하기보다는 여러분의 느낌을 공유하려고 노력해 보라.

예를 들어 다음과 비슷한 것을 이야기하려면,

> 당신이 저녁식사 때에 말없이 앉아 있으면 나는 외로움을 느끼고 단절된 것 같으며 내가 무얼 잘못 해서 당신의 마음을 상하게 했는지 온갖 질문을 스스로에게 퍼붓기 시작해요

라고 말하는 것이

> 어째서 당신은 우리 모두에게 이렇게 하나요?
> 당신은 왜 그렇게 이기적인가요?

라고 묻는 것보다 환자들에게는 듣기가 훨씬 더 쉽다.

만일 그들의 마음상태가 갈수록 나빠지고 우울해진 사람이 자기들에게 문제가 있다는 것을 인식할 수 없다면, 어떻게 반응하는 것이 최선이고 도움이 될 수 있는지 전문가의 조언을 구하는 것이 적절할 것이다. 여러분은 일

반의사나 지역 카운슬러와 의논을 할 수 있고 환자와 함께 지냄으로써 겪고 있는 문제들을 상담할 수 있을 것이다. 여러분은 그들을 비난하지 않고 성실성을 저버리려 하지 않으며 여러분이 단지 평온하고 굳건한 상태를 유지할 수 있도록 도와줄 지원을 얻으려고 노력할 뿐이다. 이런 상황에 관련된 아이들의 욕구를 돌봐줘야 하는 방법에 대한 문제가 있을 수 있고, 이런 문제에 대해 전문가적 지식을 가진 사람들의 충고는 결정적으로 중요할 수 있다. '어웨어' (Aware)처럼 우울한 사람들을 위한 수많은 지지 모임들이 있고 이들은 여러분에게 믿을만한 충고를 제공할 수 있는 전화가 마련되어 있다.

한 여성이 남편의 우울증으로 인한 이런 단계에서 가장 힘들어 한 것은 '살아남기 위해 떨어져' 있어야 하는 일이었다. 그녀는 흔히 방밖으로 걸어 나와 남편을 절망 속에 버려두었기 때문에 그녀의 마음속에서 이것은 너무나 '이기적인' 것처럼 느껴졌다. 그녀는 자신의 믿음 가운데 하나와 대결할 수밖에 없었는데, "만일 당신이 누군가를 진정으로 사랑한다면 그것이 무엇이든 간에 그들과 고통을 함께 나누어야 한다"는 믿음이었다. 그녀에겐 세 아이가 있었는데 시간이 지나면서 그녀가 알게 되었던 것은, "당신은 그들을 더 나아지게 할 수 없고 그렇게 시도하는 것은 마침내 당신이 가라앉게 되고 그 누구한테도 좋은 일이 되지 못함을 의미한다"는 것이다.

친척들과 가까운 친구들은 더 이상 누군가에게 무슨 일이 생기는지 알지 못한다 해서 분노를 겪으며 살아가서는 안 되고 환자가 충동적이고 자기 파괴적인 행동을 할지도 모른다는 두려움에 대처할 필요도 없다는 의견이 있다. 만일 그 문제가 중대한 국면에 도달하고 환자가 자신에게 도움이 필요하다는 것을 받아들일 수 없거나 꺼려한다면 여러분은 완전히 뒤로 물러나서 그가 요구할 때까지 더 이상 도와주지 말아야 한다는 것이다. 이 말은 일정 기간 그를 내버려두는 것을 의미한다. 여러분이 이런 일을 손쉽게 할 수는 없겠지만 그와 의사소통할 수 있는 다른 방법을 알지 못할 때에는 그런 상황은 모든 사람들에게 굉장히 고통스러운 일이 되어 버린다.

(2) 자신이 우울하다는 것을 인정하는 사람과 함께 살아가는 방법

희망적으로 봐서 환자들이 그 분야의 전문의로부터 어떤 방향을 제시받아 그 혜택을 누릴 수 있는 문제가 자신들에게 있다는 것을 수긍하게 되는 시간이 다가오고 있다. 이렇게 수긍하게 되고 누군가와 만날 수 있도록 배려

된다면 여러분의 관계 속에서 긴장감은 어느 정도 완화되고 그들을 지지해주는 여러분의 역할이 스스로한테 조금 더 선명해질 것이다. 앞으로 여러분과 환자 모두에게 이 어려운 시간을 헤쳐 나가야 하는 것처럼 심각한 도전들이 있게 된다. 그러나 적어도 지난 몇 달 동안의 난국을 타개할 수 있는 약간의 희망이 보인다. 다음은 여러분이 그들의 회복단계에 대처할 수 있도록 도움이 되는 몇 가지 제안들이다.

(a) 부정적인 행동에 화내지 마라

자신을 좋지 않게 느끼는 사람들은 자신을 거부하도록 다른 사람들을 화나게 하려고 의도하는 것 같은 방식으로 흔히 행동하곤 한다. 그들은 자신의 내부에서 이런 '나쁨'의 의미를 실행하느라고 지쳐 있으며 그들의 주변사람들한테 나쁜 감정을 심어주려고 시도하는 것이다. 잘못되어 있는 모든 것을 사랑하는 사람들의 탓으로 돌리면서 그들에게 비난을 퍼붓고 있다. "모두 다 네 잘못이야. 넌 나를 지지해주지 않아.", "넌 정말로 나를 존중하지 않았고 항상 내가 어리석은 것처럼 취급해왔어."

가장 큰 상처가 되는 말들은 흔히 아이들을 겨냥한 것들이다. 다른 사람들한텐 점잖고 민감하다고 알려진 어떤 남자는 우울할 때에는 자신의 아이들에게 잔혹한 말들을 내뱉곤 했다. 그는 아이들에게 그들을 자식으로 둔 것을 후회한다고 말하곤 했으며 그들을 없애버리겠다고 반복적으로 협박하곤 했다. 그는 회복되면서 그가 내뱉었던 이런 말들을 떠올렸고 몹시 후회했다. 그가 아이들에게 긍정적이면서 격려하는 말을 함으로써 아이들이 균형을 이루는 일이 없었기 때문에 아이들과의 관계는 점점 나빠졌고 회복되는 데에 수년이 걸렸다. 그가 회복되었을 때 그들에게 마음을 열고 솔직히 사과하는 일이 이러한 관계를 재구축하는데 결정적으로 중요했다. 아이들은 몇 년이 지난 후에 그들의 시각에서 아버지가 남겨주었던 상처를 극복하도록 도움이 되었던 것이 한 사람으로서 그의 됨됨이를 우울증으로부터 분리시키는 일이 가능했다고 말했다.

이런 비난은 흔히 깊숙한 자기증오가 있는 자리에서 들려나온다. 분노로서 반응하길 원하는 것은 완전히 이해할 만하지만 그것은 흔히 상황을 더욱 악화시킬 뿐이다. 여러분이 단순히 방 밖으로 나가야 할 때가 있지만 만일 여러분이 이런 비난들의 이면에 놓여 있는 상처와 공포에 응답할 수 있게 되면 여러분은 환자들의 말투가 부드러워진 것을 발견하게 될 것이다.

따라서 비합리적인 비난들에 대해 도움 되지 않는 반응은 이런 것이 될 수 있다.

> 그건 너무 불공평하고, 난 항상 너를 위해 여기에 있어 왔잖아.

이 말이 아무리 옳아 보여도 그것은 그 순간에 환자를 옭아매고 있는 자기증오와 분노에 기름을 끼얹는 격일뿐이다. 이런 장광설 뒤에 숨어있는 혼란과 고통을 인식하게 해주는 좀 더 건설적인 반응은 이럴 수 있다.

> 그건 마치 당신이 우리 관계를 포함한 모든 것에 대하여 좋지 않은 감정을 갖고 있는 것처럼, 마치 붙들고 있는 이 세상에서 좋은 건 하나도 없는 것처럼 들리는구나.

(b) 아무리 이해가 안 되더라도 일단 존중하라.

여러분이 행복감을 느끼고 머리가 맑을 때는 우울한 사람의 호소는 완전히 비이성적인 것으로 들린다. 어째서 그들은 스스로에 대해서 그토록 비참한 견해를 갖고 있을까? 자신들이 이뤄낸 모든 것의 진가를 인정하지 않으려 하는가? 그들은 얼마나 많은 사람들이 그들에게 신경을 쓰고 있는지 왜 그걸 알지 못할까?

그들이 모든 것을 좀 더 합리적으로 볼 수 있도록 도와주려는 것은 자연스러운 유혹이다. 그러나 우울증에 빠진 어떤 사람들은 이렇게 쉽게 바꿀 수 없고 '긍정적으로 생각하는' 것이 가능하지 못해서 더욱 '어리석다'고 느낄 수도 있다. 우울증에 내재된 부정적인 생각들과 싸울 때도 있지만 어떤 사람은 심하게 동요되어 있어서 논리보다는 친구관계를 필요로 한다는 점을 존중해야 할 시간도 있다. 어려움의 시기에 환자와 함께 있을 수 있도록 하고 즉각적인 해결책을 찾아내려는 압력을 벗겨내라. 그들의 경험을 고쳐주기보다는 존중해 주는 것이 환자들이 가장 암울한 시기에 가장 고맙게 생각하는 일이다.

어두운 기분은 그들이 편해지기 전까지 몇 시간 혹은 며칠 동안 지속되기 마련이다. 휴식이 찾아오면 대화는 더 쉬워지고 사랑하는 사람에게 우울증에서는 가려져버린 그들의 삶의 긍정적인 측면들을 기억하게끔 도와줄 수 있는 공간이 나타나는 것은 당연한 일이다.

(c) 공간은 주더라도 고립시키지 마라

고통 속에 있는 사람들은 자신들의 어려운 기분에 대처하기 위해 공간과 시간이 필요하다. 그들의 주변에서 언

짧은 표정을 샅샅이 살피는 사람이 있다는 건 그들에게 부담만 더할 뿐이다. 반면에 만일 마음의 동요가 그 밖의 모든 사람들을 항상 난처하게 만드는 건 아니라는 것을 그들이 느낄 수 있다면 그들의 회복이 내보이는 기복을 극복해낼 수 있는 시간이 주어진다는 것이고 그들이 더 좋아졌다고 느낄 때 다른 일행들과 '재결합될' 수 있다는 것이다.

우울증을 겪고 있는 젊은 청소년들의 부모에게는 얼마나 많은 공간이 제공되는지 그에 대한 갈등이 흔히 있고 또한 그들의 자녀가 어떻게 지내는가를 부모들이 얼마나 자주 체크해야 하는지 그에 대한 갈등도 있을 수 있다. 어떤 사람들에게 꽤나 많은 공간을 제공해주는 것과 완전히 무시해서 가정 내에 그들을 고립시키지 않는 것 사이에는 미묘한 균형이 잡혀있다. 여러분은 한편으로 그들을 질식시키는 것과 다른 한편으로 그들을 포기하는 것 사이에 놓여있는 험난한 오솔길을 걸어가야 한다.

여러분이 환자를 만나서 간단히 체크할 수 있는 정규적인 검사 도구를 갖는 일은 그들의 기분에 대해 끊임없이 물어보지 않고도 접촉을 유지하는 데에 충분할 것이다. 그런 경우에는 여러분 각자가 어려운 문제를 제기하는 데에 충분하리만큼 편한 느낌을 가질 수 있는 시간과 공간이 마련되어야 한다. 어떤 사람들에겐 차를 몰고 귀가하는 것일 수도 있고 또 다른 사람들에겐 모든 사람이 다 먹고 일어나 자리를 떠나는 그런 식후가 될 수도 있다. 한 주일 동안 그들을 위하는 만큼 자신을 위해 일할 수 있고 어떤 특정한 경우에는 그들의 진행상황을 체크하는 일로 만족할 수 있는 그런 순간들을 찾아보라. 그들에게 아직도 곤란한 것이 있다면 그게 무엇이든 알아보고 또한 전 주일에 이루었던 작지만 중요한 성취들을 반드시 알아보라.

(d) 환자 주변에서 내내 걱정스런 표정을 짓지 마라.

여러분이 환자에게 전달할 수 있는 가장 중요한 메시지는 이런 우울증과 싸워서 극복할 수 있는 그들의 능력에 대한 여러분의 믿음이다. 아마도 그들한테는 어떤 외부의 도움이 필요하고 약물이 매우 중요하겠지만 궁극적으로는 이런 기분과 싸워서 극복해야 하는 건 다름 아닌 그들 자신이다. 그건 그들의 선택이자 승리가 될 것이고 그들은 여러분이 그들을 믿고 있다고 느낄 필요가 있다. 그들에겐 숨 막히게 만들고 부지불식간에 그들을 무력하게 만드는 그런 동정심은 필요로 하지 않는다.

여러분은 다른 사람의 인생을 책임질 수 없다. 다른 사람들로 하여금 구조를 청하지 않고 혹은 여러분이 그들에게 너무 '마음 쓰지' 않은 채 그들이 스스로 옳은 선택을 할 것으로 믿어주면서 매우 어려운 시기들을 헤쳐 나가는 데에 있어 간혹 사랑이 필요할 때가 있다.

(e) 당신 자신의 가족과 사회활동을 계속 유지하라.

다른 사람의 우울증 때문에 여러분의 에너지를 몽땅 써 버리지 말고 여러분의 사생활을 완전히 혼란에 빠뜨리지 마라. 여러분 자신의 사업 프로젝트와 레저 활동과 특히 여러분을 성장시키고 지지해주는 친구들과의 접촉을 계속 유지하라. 여러분을 떠받치고 있는 것이라면 그 무엇이든지 그냥 버려두지 마라. 여러분은 환자에게 "난 지금 휴가를 받아 휴식을 취할 필요가 있어"라고 말해야 할 때가 있을 것이다. 이것은 환자들이 어려운 상황에 놓여있다면 가혹해 보일지 모르겠지만 여러분이 되돌아와서 그들과 나머지 가족 곁에 있을 수 있으려면 스스로를 위한 시간이 필요하다.

(f) 같이 있는 자녀들을 경시하지 마라.

자녀들은 집안에서 분위기를 띄우고 긴장감을 완화시킬 줄 아는 신비한 능력을 갖고 있다. 초기 단계에서 부모의 고통으로부터 그들을 보호하려는 것은 적절해 보일 수 있지만 그들이 이 경우가 바로 그런 거라고 분명하게 느끼고 있을 때 뭔가 잘못된 일을 계속해서 부정하는 것은 그들을 더욱 혼란스럽게 만들고 더욱 걱정스럽게 만들 뿐이다.

자녀들은 일반적으로 다른 누군가가 좋지 않거나 동요되어 있는 것을 알아차리는 일에 아주 잘 대응할 수 있지만 그들이 부모에게 고통을 주거나 그런 동요를 일으키고 있다는 느낌에는 전혀 대처하지 못한다. 일어나고 있는 일에 대한 그들의 분명한 침묵과 무관심을 부모의 고통에 의해 그들이 아무런 영향도 받지 않고 있다는 신호로 받아들여서는 안 된다. 어떤 점에서는 환자가 그들 때문에 마음이 흔들리고 좋지 않게 느끼고 있다는 사실에 대하여 아주 솔직해지는 것이 최선의 방법이다. 이것은 그 문제가 원래 속해 있던 곳으로 되돌려 놓는 것이고 집안에서 뭔가 잘못된 것이 있다고 그들이 느낀다면 그 무엇이든 그들 자신의 탓으로 돌리는 경향을 보이는 자녀들을 보호해준다.

우울증을 앓는 사람들이 암울한 기분 상태에서 자녀들에게 매우 가혹한 일들을 말한다는 것은 드문 일이 아니고 이러한 형태의 말들은 아이의 마음속에서 곪아터지게 놔두기보다는 표현될 필요가 있다.

나는 수년 동안 우울증을 앓고 있으면서도 계속적인 치

료를 거부했던 한 남자의 가족들이 기억난다. 네 아이들 가운데 세 명과 그의 아내가 최초 상담을 위해 찾아왔는데 그 당시 14살이던 딸이 없었던 점을 기억하고 있다. 그들은 이것이 그녀의 마음을 너무나 심하게 뒤흔들어 놓을 것 같아서 그들이 그녀에게 알리지 않고 나와 만날 약속을 잡았다고 설명했다. 나는 그 아이를 만나지 못했지만 원칙적으로 나는 이것이 편치 못한 약속이라는 것을 알고서 다음 시간에는 그녀를 데려올 수 있으면 좋겠다고 말했다.

그 다음의 모든 만남에서 그녀는 집안의 분위기를 가장 정확하게 묘사하고 아버지의 달라진 기분 속에서 가장 예민하게 관련될 수 있는 사람으로 드러났다. 나는 그녀의 통찰력 덕분에 이 가족들과 그녀의 아버지를 도울 수 있는 방향을 정하게 되었다. 이 어린 소녀가 몽유병과 야뇨증과 학교에서의 집중곤란이란 문제로 고통을 받고 있으면서도 다른 모든 사람들을 행복하게 만들어 주려고 무진장 노력하고 있었던 점은 분명해졌다. 그녀가 참석한 자리에서 그녀의 걱정을 말로 표현할 수 있도록 해줌으로써 나는 우리가 그녀의 아빠를 돌봐줄 수 있고 그녀 홀로 짊어진 책임감으로부터 풀려나게 해줄 수 있다는 것을 그녀에게 전할 수 있게 되었다.

요약

우울증은 이러한 장애의 올가미에 걸려든 환자들과 함께 살아가는 사람들을 혼란스럽게 만든다. 한편으로는 환자들에게 너그럽지 못하고 비판적으로 되기 쉽고 또 다른 한편으로는 그들의 경험 속으로 휘말리게 되면서 탈진되어 가는 위험도 존재한다. 여러분을 지지해줄 누군가를 찾아내고 여러분의 기반을 다져두도록 하라. 여러분은 직장에 다녀야 하고 기대하던 휴식을 스스로 찾아가져야 하는데, 그것들이 여러분의 힘을 길러주게 된다.

분노와 절망의 한가운데에서 들었던 가혹한 것들이 우울증에서 회복된 뒤에도 오랫동안 곪아온 깊은 상처를 일으킬 수도 있다. 이것은 우울증의 말이지 당신이 알고 사랑하고 있는 사람의 말이 아니라는 것을 이해하는 일은 중요하다. 여러분이 한계에 도달했을 때 얼마나 참아낼 수 있고 인정할 수 있는지 그걸 알아야 한다. 이 문제를 해결하기 위해서 환자에겐 도움이 필요하다는 것을 환자와 서로 존중하는 방식으로 의논하라. 여러분이 할 수 있는 일이 그처럼 많을 뿐이다. 자꾸만 더 해주려고 애쓰는 것은 여러분을 지치게 만드는데, 여러분이 아무것도 해줄 수 없는 지점에 이르게 되기까지 그렇다.

10장

우울증을 넘어서 : 잘 지내기와 좌절을 다루는 방법

◆◆◆

나는 우울할 동안에는 하루가 끝날 즈음 눈물 속에 감정이 폭발하거나 무너져 내리는 지점까지 지나친 스트레스를 받고 있었다. 이제 나는 내게 너무 많은 일들이 생겨나서 내가 언제 느려지는지 그 때를 알 수 있다. 내가 꼭 해야 하는 것으로 생각하는 만큼 잘 대처하지 못하는 내 자신을 비난하는 대신 난 자신에게 이렇게 말한다. "오늘은 운이 없는 날이야. 진정하고 서두르지 말라구. 한 번에 한 문제씩만 다뤄보자구.

◆◆◆

우울증의 회복은 종착점이라기보다는 하나의 여정이다. 그것은 우울해 지는 것이 여러분이 희망할 수 있는 최선의 것이라는 믿음을 거부하면서 시작된다. 거기에는 시간이 걸리고 많은 기복이 있을 것이다. 그것은 여러분 자신의 내부에서 또한 다른 사람들과 함께 살아가는 새로운 생활방식을 찾아내려고 애쓰는 데에서 여러분이 위험을 감수할 필요성이 생겨나게 된다. 회복은 여러분이 익숙해졌던 것 너머로 여러분을 데려가기 때문에 두려운 것일 수 있다. 오래된 사고방식과 행동 양식을 포기하는 것은 어려운 일이고 여러분 자신과 여러분의 정신건강을 최우선에 두는 방식으로 행동할 때 '생소한' 느낌이나 '잘못된' 느낌을 받을 수 있다.

회복은 여러분을 놀라게 할 수 있다. 회복은 서서히 다가와서 여러분은 어쩌다 그렇게 되었는지 알지 못한 채 잘 지낸다는 강렬한 느낌을 받을 수 있다. 몇몇 사람들은 몇 달 동안의 우울증이 나아지고 나서 며칠 동안 어떻게 그들이 '이상한' 느낌을 갖게 되었는지 묘사하고 있었다. 얼마 후에 그들은 너무 오랫동안 느끼지 못했던 살아있다는 생명력의 느낌을 알게 되었다.

앨리스 밀러는 『'어린이 되기의 드라마』라는 책에서 회복에 대하여 우리들 자신의 내부에서 수많은 다양한 감정들을 위해 여지를 만들어주는 안락함의 성취라고 표현하였다.

> 우울증의 진정한 반대는 유쾌함이나 고통의 부재가 아니라 생명력, 즉 자연스러운 감정들을 맘껏 경험하는 자유이다. 그것은 인생의 만화경의 일부로서, 이러한 감정들이 단지 행복하고 아름답거나 좋다고 느낄 뿐만 아니라 부러움과 질투, 분노, 역겨움, 탐욕, 절망, 슬픔 등을 포함한 모든 인간경험들을 반영해줄 수 있는 것이다(p.140)

회복은 취약하다는 느낌의 부재를 의미하는 것은 아니다. 회복은 우리의 취약함에 의해 찌그러지지 않으면서도 그런 취약함을 받아들이는 새로운 힘을 자신에게서 발견하는 일이다. 우울증으로부터 진정으로 회복된 사람들은 그들 자신이 얼마나 약한 존재인지 더 깊이 인식하게 된 사람일 뿐 아니라 그들의 진정한 자기가 그들의 허약함으로 규정되지 않는다는 것을 깨닫게 된 사람이다.

회복은 여러분의 취약성을 없애주지 않는다. 그보다는 여러분이 맺는 자기의 그런 측면들과의 관계를 변화시켜 준다. 그 측면들은 여러분의 정체성의 일부가 되지만 여러분의 현재상태의 전부는 아니다. 그것들은 여러분의 기본적인 선함과 능력에 대해 여러분을 불안정하게 만들었던 인생경험에서 유래한다. 여러분의 과거에 드리워진 이러한 그림자를 받아들이는 일이 가능하고 어떤 종류의 상황들이 그 그림자에게 활기를 불어넣어 주는지 잘 알 수 있다. 이것은 어떤 사람의 비난을 받아들이는 일이거나 여러분을 완전히 지치게 만드는 스트레스로 가득한 한 주일 혹은 여러분이 도저히 끝낼 수 없을 것처럼 보이는 임무들 혹은 약속을 해놓고도 연락이 닿지 않는 친구를 받아들이는 일처럼 간단한 것일 수도 있다. 이런 일들은 여러분에게 상처를 주리라고 생각되었던 것보다 훨씬 더 큰 상처가 될 수 있다. 그러나 여러분은 자신 안에 있는 상처를 인식하게 되어 그런 일들이 여러분을 각성시키고 여러분 자신의 반응으로 온화하게 사는 방법을 배우게 된다.

기억하기에 간편한 다음과 같은 공식은 우울증으로 빠

AAA 재발방지계획	
Aware(인식)	여러분의 취약성이 어디에 놓여있는지 알아내고 그 취약성이 얼마나 쉽게 활기를 얻게 되는지 알아차려라.
Accept(인정)	여러분의 반응에 의해 당황하거나 실망하지 않고서 여러분이 느끼는 방법을 받아들여라.
Action(행동)	여러분이 회복되는 동안 무엇을 배웠는지 그에 대해 생각해보고 스스로를 돌보기 위해 이러한 위기에서 여러분에게 무엇이 필요한지 생각해보라. 그런 다음 그것을 행동으로 옮겨라!

져들지 않도록 막아주면서 언제 여러분의 마음이 동요되는지 그 때를 인식하도록 여러분에게 도움이 될 것이다. 이것을 AAA 재발방지계획으로 생각하라.

여러분이 우울증에 빠져들지 않도록 위기에 대처하는 행동은 여러분이 직면하게 되는 상황에 따라 수많은 다양한 전략들을 도입하는 것과 관련될 수도 있다. 예를 들면, 만일 여러분이 혼자 있을 때 고통스럽다는 것을 알게 된다면 여러분은 친구에게 전화를 걸 필요가 있을 것이다. 어웨어나 사마리탄즈와 같은 지지모임을 이용함으로써 그러한 생명줄을 제공받게 될 것이다. 만일 여러분의 마음의 동요가 압도할 듯이 보이는 업무 때문이라면 업무를 작은 단계로 쪼개서 한 번에 하나씩만 처리하는 것을 고려하라. 다음의 표는 이 책의 앞부분에서 기술했고 여러분이 직면하는 특정한 위기상황과 관련해서 도움이 되는 몇 가지 전략들을 정리한 것이다.

여러분의 회복에 도움이 되는 키포인트

새로운 방법으로 여러분 자신과 관계 맺기

- 마음의 동요를 느낄 때 여러분한테 과거에 무엇이 유효했는지 기억하라.
- 여러분의 기분이 바뀌고 있다는 것과 여러분이 너무 오랫동안 '처져' 있는 일이 드물다는 것을 생각해내라.
- 아무것도 하지 않고 있느니보다는 무언가를 하라.
- 오늘 여러분이 성취한 것이 아무리 사소해 보일지라도 여러분 자신을 신뢰하라.
- 부정적인 생각들을 경계하고 그것들이 여러분을 괴롭히지 않도록 하라.
- 여러분이 희망하는 대로 일들이 되어가지 않을 때 여러분 자신에게 연민을 가져라.

새로운 방법으로 남들과 관계 맺기

- 여러분이 믿을 수 있는 사람에게 어떻게 느끼는지 마음을 열어 보여라.
- 가족에게 친구에게 그리고 직장에서 여러분의 욕구를 주장해 보라.
- 다른 사람들의 문제 때문에 여러분 자신을 책망하지 말라.
- 여러분의 사적인 공간을 소중히 여겨라. 여러분 자신을 위해 여러분이 필요로 하는 공간과 여러분이 다른 사람들한테 사사롭게 지키고 싶은 문제들이다.
- 불합리한 요구사항을 들어주려는 압박감을 받지 마라.

위기상황에서 지켜야 할 무언가를 갖기

고통의 순간에 여러분은 극복하기 위해 고수해야 할 무언가를 필요로 할 것이다. 이것은 문자 그대로 여러분을 편하게 해주는 물리적인 대상일 수 있다. 여러분을 사랑하는 누군가의 사진이라든가 여러분이 타인들에게 의미가 있다는 것을 되새기게 해주는 선물처럼 여러분에게 좋은 기억들을 유지시켜 주는 대상이다. 혹은 누군가가 여러분에게 말해줘서 평온한 느낌을 만들어준 한마디 말일 수도 있다. 아마도 그것들은 여러분의 고통 속에서 여러분을 인식하게 해주고, "너 자신을 믿어라, 너는 이것을 극복할 수 있어"처럼 어떤 간단한 말이 될 수도 있다.

어려운 순간에 여러분이 터놓고 말할 사람이 있다는 것은 끝없는 커다란 도움이 될 수 있다. 만일 상황이 힘들어진다면 여러분이 그들에게 도움을 청할 수 있는지 물어보는 것도 현명한 일이다. 여러분이 위기상황에서 그들과 접촉하게 되리라는 것을 미리 그들과 합의해 두는 일은 여러분이 그렇게 되리라는 것을 더욱 믿음직스럽게 만들어 준다. 만일 여러분이 우울증에 빠지기 쉽다면 어느 누구도 여러분의 말을 듣고 싶어 하지 않는다는 것을 스스로에게 납득시키는 일은 너무나 쉽고 또한 고통스런 외로움 속으로 여러분을 물러서게 만든다.

여러분의 인생에서 여러분이 성취하고 싶은 것에 대한 긍정적인 느낌은 여러분이 위기 속에서 고수하고 싶은 것이 될 수도 있다. 그것은 여러분이 우울증으로부터 빠져

나오면서 여러분의 삶의 어떤 목적을 정하는 데에 도움이 될 수 있다. 우울증의 위기는 여러분의 목표를 바꿔줄 수도 있고 여러분의 인생에서 무엇이 가장 소중하고 가치가 있는지 그것을 좀 더 명확하게 보여줄 수도 있다. 잘 지내기 위해서 여러분은 여러분의 가치를 재정리해야 할 필요가 있다. 어떤 대가를 치르더라도 다른 사람들의 인정을 받아낸다는 것은 더 이상 매력적인 것이 아닐 수 있으며, 통제받기와 올바르게 되기, 모든 상황에서 승리하는 것은 갑자기 헛된 것 같고 무의미한 것처럼 보일 수도 있다. 이러한 것들을 여러분의 가장 중요한 가치로써 여기는 것은 다른 사람들로부터 여러분을 단절시키고 여러분을 여러분이 아닌 그 무엇이 되게 한다. 다음 해를 위해 여러분 스스로 몇 가지 개인적인 목적들을 정할 수 있는 시간을 가져라. 다음해에 여러분의 인생에서 제 자리를 잡아가도록 하기 위해서는 무엇이 중요해질까? 다시 말해, 여러분의 직업과 개인적인 관계와 취미활동 그리고 여러분의 가족 내에서 무엇을 성취해내고 싶은가? 이러한 목표들을 분명히 정할 수 있는 시간들을 가짐으로써 여러분은 여러분의 인생에서 가장 중요한 것을, 여러분에게 진정으로 문제가 되는 것을, 다음해 내내 여러분이 유지할 수 있는 것을 명확히 정할 수 있다.

요약

성숙함과 내면의 강인함은 항상 최정상에 있다거나 항상 기분이 좋다는 것을 의미하지는 않는다. 강인함은 여러분이 쳐져있는 모든 시간들을 포함하여 그 어떤 시점에서 여러분이 느끼는 방식을 인정할 수 있는 가능성에 관한 것이며, 인정받고 연민을 느끼게 하며 격려를 받은 방식으로 그것을 처리할 수 있는 가능성에 관한 것이다. 회복은 여러분 자신이 마음의 문을 더욱 활짝 열게 되는 일이며, 더욱 자연스러워지고 여러분의 인격의 다양한 모든 측면들을 받아들이는 일에 관한 것이다. 그 열쇠는 여러분 자신과 함께 온화하게 사는 방법을 배우는 것이고, 위기의 순간에 중요한 것 가운데 무엇을 고수해야 하는지 아는 일이다. 회복은 우리 자신이 인간답게 되게끔 하는 것이지, 우리 자신에게 초인적인 어떤 것을 기대하는 것이 아니다.

이 책에서는 혼란과 고통의 한가운데 있는 여러분에게 다가가려고 노력했으며 약간의 이해와 안내를 제공하려고 노력해왔다. 결코 여러분의 고통을 가볍게 보려 하지 않았고 회복을 뭔가 간단한 것으로 들리게끔 하지 않으려고 했다. 스스로 돕는 전략이란 방식으로 제안된 것은 효력을 발휘한다고 알려진 우울증의 치료 프로그램에 근거를 두었다. 회복전략을 광범위하게 기술함으로써 여러분의 개인적인 상황에 직접 적용할 수 있는 것들을 희망적으로 제공해 왔다.

결론을 위해 나는 마지막으로 사라의 회복일지에서 인용하고 싶다. 그녀는 1년 이상이나 우울증과의 힘든 싸움에서 자신에 대해 강해진 느낌을 회복하고 그녀가 기억했던 것보다 자신에게서 더 행복한 느낌을 갖게 되었다. 이런 긍정적인 느낌은 지속되었고 그녀는 점차 자신의 인생을 재구축해가고 있다. 그녀의 회복에는 내가 이 책에서 기술했던 모든 전략들과 관련되어 있고 가족과 친구들의 도움이 포함되어 있다. 약물치료는 그녀의 기분을 안정시켜 주기 때문에 회복의 중요한 측면이 되었다. 정신치료는 그녀에게 자신의 부정적인 자기-이미지의 근원을 바라보게 해주고 그녀 자신의 내부에서 평온함을 찾아주며 자신을 다시금 좋아하게 되는 방법을 배우게 해주었다. 많은 사람들처럼 사라가 보인 자신에 대한 정직함과 혼란을 극복해내는 용기는 그녀의 여정을 도와주는 특전이 부여된 모든 사람들에게 자극제가 되었다.

사라의 회복일지

발췌 10

회복에는 시간이 걸린다. 당신이 갖고 있는 모든 시간을 필요로 한다. 회복은 당신이 우울하다는 걸 깨닫게 될 때 그리고 당신이 느끼는 방법을 기꺼이 바꾸려고 할 때 시작된다. 그리고 그것은 당신을 계속 전진하게 만드는 의지이다. 그것은 흔히 사라져 버리지만 가끔은 매우 부드럽게 또 어떤 때는 너무 강렬하게 다시 나타난다. 왜냐하면 당신은 진정으로 당신이 되고 싶어 하기 때문이다. 당신은 은밀하게 훌륭한 사람으로 알고 있는 숨겨진 당신이 되고 싶어 하지만 잘 안 될 경우에는 당신이 두려워하는 그런 사람이 되길 원한다. 하지만 그것은 위험을 감수해야 할 일이고 당신이 거기에 도달할 수 있는 시간을 당신 자신에게 허용해주는 일이다. 당신을 우울증에 얽매이게 하는 생각들과 싸우는 것은 쉽지 않은 일이다. 그것은 길고 어려운 싸움이지만 그럴만한 가치는 있다.

나는 기꺼운 마음으로 우울증을 경험해 봤다고 말할 것 같지는 않지만 내가 우울증을 이겨내지 못했다면 지금 내가 알고 있는 것을 알지 못했을 것 같다. 나는 너무나 암울한 순간들과 절망 속의 고통스런 나날들로부터 기나긴 오솔길을 걸어왔다. 고통이 완전히 사라진 것은 아니지만 내가 그 고통을 이해하기 시작하면서 편안해지고 고통의 크기가 줄어들고 있다.

나는 언제나 내 안에 특별한 뭔가가 있다는 느낌을 갖고 있었는데 언제나 그것을 의심했다. 그리고 나는 그 특별한 것이 무엇인지 알기 시작하고 있다. 그게 나이고 내가 되는 것이다. 이전에 결코 되지 못했던 사라가 되고 있다. 그것은 내가 느끼는 느낌이고 내 느낌을 이해하는 일이다. 그것은 무엇보다도 내 자신에 마음을 쓰고 돌보기 시작한 것이고 내 자신이 그렇게 하도록 허용되는 것이다.

그리고 어떤 뚜렷한 이유도 없어 보이는 것 덕분에 내 안에서 따스함을 느낄 수 있는 시간들이 하룻동안 가끔씩 찾아온다. 삶이 얼마나 소중한 것인지 깨달았기 때문에 내가 행복하고 느긋해지고 만족을 느끼는 이런 순간들이 나에겐 너무나 소중하다. 난 살아있다는 게 기쁘다!

다산의 심성론에서 찾아본 우울증과 극복방법

김 종 주

우울증이 과연 병인가?

「한국 라깡과 현대정신분석학회」에서는 주한 프랑스대사관 문화원의 후원을 받아 2000년 4월 1-4일까지 연세대학교 상경관에서 『우울증과 향락』을 주제로 하는 국제학술회의를 열었습니다. 그때 파리8대학의 P. Skriabine 교수가 'La dépression dans la clinique psychanalytique'를 발표하였고, 일본 교토대학의 신구(新宮) 교수는 「일본불교에서의 '두 죽음 사이'와 우울증의 정신병리와의 관계」를 발표했으며, 나고야대학의 스즈키(領木) 교수가 「문화적 차이와 일본의 우울증」을 발표했습니다. 우리나라에서는 저와 이만우 선생이 「한의 정신분석을 통해 본 우울증의 정신역동」을 발표했지만, 원래 이 심포지엄의 계획은 일본인과 한국인의 우울증에 대한 불교와 유교의 영향을 검토해보는 일이었습니다.

그런 계획이 구체화된 것은 2002년 8월 24-29일 일본 요코하마에서 열린 제12회 세계정신의학대회였습니다.

신구 교수와 저는 『라깡 정신분석과 동아시아의 정신의학』이란 심포지엄을 열어 저는 'Prozac and Confucian Ethics' 를 발표하게 되었고, 그 논문이 The Letter라는 잡지 2005년 여름호에 실렸습니다. 그러나 자끄 라깡의 임상정신분석학에서는 우울증을 '임상적 구조' 로 인정하지 않습니다. 우울증을 도덕적 결함(une faute morale)에 의한다고 생각하여 '슬픔' 으로 인정하고 있습니다("La tristesse, par exemple, on la qualifie de dépression": Lacan 1974, p. 39). 라깡의 이 말은 마치 다산 정약용의 저서에서 인용한 것 같은 느낌을 줍니다. "저 재앙을 쌓은 사람의 심체는 반드시 마르고 초췌하여 그 힘없이 늘어져 고달픈 모습이 슬퍼할 만할 것이다"(彼積殃者之心體, 必瘠羸憔悴, 苶乎其低垂. 可悲也『梅氏書平』「閻氏古文疏證抄 4: 24-25).

정신분석의 역사를 들여다보면, 십구 세기 말에 비엔나와 파리에서 기승을 부리던 히스테리가 오늘날에는 사라진 것처럼 보이지만 실은 그렇지 않다는 것입니다. 오히려 우울증이란 형태로 더욱 흔히 경험되고 치료되고 있습니다. 우울증으로 치료되고 있는 현대 신경증적 갈등의 정신적인 원인이 마치 무의식에서 유래되지 않는 것처럼 보일 뿐입니다. 이렇게 신체를 통해 다시 나타나는 무의식은 기존의 정신분석적인 훈련과 실행에 강력히 저항하고 있습니다. 오늘날의 우울한 사람들은 슬픔과 무감동이 뒤섞인 이상한 증후군에 침범된 신체와 영혼을 지니고서 자신의 정체성을 찾으려고 애쓰지만 더 이상 기존의 치료방법을 믿지 못하고 있습니다. 그들은 모든 치료방법을 거부하면서 자신의 욕망의 공허함을 이겨보려고 무진장 애쓰고 있습니다. 이렇게 해서 그들은 정신분석으로부터 정신약물학으로 옮겨가게 되었습니다. 자신의 불행에 대한 원인을 되돌아보는 정신치료 대신에 동종요법에 의존하고 있는 셈입니다(Roudinesco 1999, pp. 13-19).

오늘날 수많은 철학자들을 괴롭히고 있는 문제들이 철학적인 혼동의 증상으로 나타나고 있습니다. 비트겐슈타인은 그것을 '영적인 병'에 비유하고 있습니다(Elliott 1999/2005, 21쪽). 이런 영적인 병을 정신의학의 문제로 취급하는 것은 실존적인 문제를 뇌화학의 형태로 환원시키는 일이 된다는 것입니다(Elliott 1999/2005, 146쪽). 라깡의 정신분석에서는 향락(jouissance)에 대한 욕망에 굴복할 때 우울해진다고 말합니다. 욕망을 포기하는 대가로 자신의 결여를 메우게 되는데 그 덮개를 찾아나서는 것이 우울증의 한 가지 방식이 됩니다. 초자아가 주체로 하여금 자신의 욕망에 굴복하도록 요구하는 것이 바로 프로이트가 분석하고 있던 문명에서의 불편함(malaise, 질병이 아님)의 원인입니다. 그러나 그 욕망은 포기될지 몰라도 초자아한테는 숨기지 못하고 계속되어 죄책감을 유발하게 됩니다(Skriabine 2000, pp. 86-96). 환상의 개입으로 주체와 대상 사이의 거리가 더 이상 통제되지 못하면 잉여향락에 의해 향락을 도구화하려는 주체의 노력이 뒤따르게 되는데, 이때 우울한 정서가 나타나게 됩니다. 그것이 바로 '도덕적 허약함'이라는 것입니다.

우리말의 감정어에는 슬픔의 범주와 우울의 범주가 분화되어 있지 못합니다. 또한 거의 모든 감정어들이 순수한 우리말로 되어 있는데, 우울에 관련된 단어들은 모두 한자어입니다. 따라서 우울이 우리의 고유한 감정이 아니라 훗날 학습된 감정일 것으로 추정할 수도 있습니다(김종주 1992). 『論語』의 「顔淵」편에서 司馬牛가 '군자'에 대해 묻자, 공자께서는 君子不憂不懼라고 대답하십니다. 그러자 사마우는 不憂不懼면 군자가 되느냐고 다시 묻습니다. 그에 대해 공자께선 內省不疚 夫何憂何懼?라고 대답하셨습니다. 그런데 Legge(1971)는 不憂不懼를 "슬픔과 두려움이 없는 것"으로 번역합니다. 이처럼 憂는 영어로 슬픔(sorrow)이나 불안(anxiety)으로 번역되고 있습니다. 우리말의 우울증도 한자로는 憂鬱症이라 씁니다(Kim, 2005, p. 93). 인간은 처음부터 '성장과 완성에 대한 충동'을 지니고 태어납니다. 한형조 교수는 『주희에서 정약용으로』라는 저서에서, "이 충동은 몸이 갖춘 자연스런 기능에서 오는데"(形色天性也), 이런 기능을 사용하지 못할 때 여러 가지 기능장애와 불행이 초래되듯이, "인간이 본래 갖춘 인간 속의 사랑하는 능력을 발휘하지 못한다면 인간은 신경증과 무력감, 그리고 파괴적인 성향을 나타낸다"고 말합니다. 그것은 '성장을 저지당한 질병의 징후'라는 것입니다(236-7쪽).

프로이트가 내버린 '신경쇠약'이란 개념과 피에르 쟈네가 묘사한 '정신쇠약'이란 개념에서 유래된 우울증은 신경증도 아니고 정신병도 아니며 멜랑콜리아의 한 형태도 아니라고 합니다. 우울증은 피곤함과 결손과 인격의 약화로 생각되는 어떤 '상태'를 가리키는 허약함의 실체가 되어 있습니다. 이렇게 해서 20세기 말의 민주주의 사회에서는 더 이상 갈등을 주체성 형성의 규범적인 핵심으로 간주하지 않게 되었습니다. 다시 말해, 무의식의 주체라는 프로이트의 개념 대신에 우울한 개인들의 심리학적 개념이 그 자리를 차지하게 되는데, 그들은 자신의 무의식을 회피하면서 자신의 모든 갈등의 본질을 지워버리는 데에 관심을 두고 있습니다(Roudinesco 1999, p. 20). 정신분석의 치료결과에 대한 실험적인 평가에서는 영혼이 한 가지 사물로 환원되어 버립니다. 또한 경제적인 세계화운동으로 표현되는 우울한 사회에서는 사람들을 대상으로 바꿔버려 더 이상 죄책감에 대한 이야기라든가 개인적인 의미, 양심, 욕망 혹은 무의식에 대한 이야기를 들으려 하지 않습니다. 우울한 사회에서는 그 개인의 성공을 계산해낼 목적으로 혹은 고통스러워하는 주체를 희생자로 간주할 목적으로 그에게 흥미를 보일 뿐이기 때문에 그렇습니다(Roudinesco 1999, p. 49).

닥터 정약용

다산 정약용(1762-1836)은 대석학 유학자로서 그 당시의 유의(儒醫)였지만 오늘날의 시선으로 본다면 대선배 의사였습니다. 다산은 이미 경학(經學), 경세학(經世學), 서학(西學)에 관한 연구로 학계에 널리 알려져 있습니다. 뿐만 아니라 그의 자연세계와 '과학기술'에 대한 지식도 상당히 넓고 깊었다고 합니다. 특히 과학기술에 대한 그의 진취적인 태도는 우리의 주목을 끌만합니다. 다산의 여러 가지 과학기술 가운데에서도 의학에 관한 지식을 알아보려고 합니다. 우선 먼저 박석무(2003)선생의 『다산 정약용 유배지에서 만나다』부터 살펴보겠습니다.

> 실제로 다산은 당대 최고의 의원이었다. 귀양에서 풀려 고향으로 돌아온 뒤인 예순아홉 살 때 순조대왕을 대리하여 국사를 돌보던 익종의 환후가 깊어 궁중 어의들의 의술로는 치료에 효험이 없자 시골에 있던 다산을 불러 치료를 했던 적이 있다. 물론 너무 늦어 약을 올리기도 전에 익종은 승하하고 말았지만 말이다.
>
> 일흔세 살 겨울에도 순조대왕의 환후가 깊어 궁중의 의술로 치료가 되지 않자 다시 다산을 불러 궁중으로 가던 중 초상이 났다는 소식에 그냥 집으로 돌아왔다. 임금이 병이 났는데 초야에 있는 다산을 불러 치료해주기를 간청했다면, 다산의 의술이 최고 수준이었음을 다시 말할 필요가 없다(358쪽)

여기서 다산의 의술이 최고 수준이었다고 하는데 궁중에는 당대의 고수라는 의원들이 즐비했을 겁니다. 그런데도 유배지에서 풀려나온 늙은 유학자를 두 번씩이나 불러갔고 그가 '당대 최고의 의원' 이었다면 그는 분명히 오늘날의 실증주의 의사였을 겁니다. 다산은 오늘날의 Dr. Jeong이라 부를 만한 의사였습니다(김종주 2007).

그러나 참으로 이상한 일이 한 가지 있습니다. 한의학에서 허준이나 이제마를 그리도 높이 존숭하면서도 다산을 모른 척하고 있다는 것은 도저히 이해할 수 없는 일입니다. 과학사를 전공하는 김영식(2006) 교수가 바로 그 열쇠를 제공해 주고 있습니다. 최근의 저서인 『정약용 사상 속의 과학기술』에서 다산이 보인 맥진 이론에 관한 비판을 찾아볼 수 있습니다. 신체의 오장육부를 촌(寸),관(關), 척(尺)이란 손목의 특정 지점과 연관 짓는 행위를 다산이 '망령되다' 고 표현했다는 것입니다. 팔목에서 뛰고 있는 요골동맥 위에다 세 손가락을 얹고서 스무 몇 가지나 되는 맥을 짚어낸다는 것입니다. 다산은 맥이 오장으로부터 팔다리에 전해지는 것을 물이 산에서 발원하여 하류에 도달하는 것에 비유하고 있는데 그 같은 연관이 근거 없음을 지적하고 있습니다. 더구나 맥을 짚어서 그 사람의 성정(性情)이나 명(命), 화복까지 알아낸다는 생각을 배격한 것은 어찌 보면 당연한 일입니다(57-60, 77쪽).

당시 조선 학자들 사이에는 '상관적 사고' (correlative thinking)가 널리 퍼져 있었습니다. 즉 자연세계와 인간사를 포함해서 세상의 모든 것들을 몇 개의 범주들로 나눠 서로 연결시킬 수 있고 같은 범주에 속하는 것들 사이에 서로 상관관계가 있다고 보는 생각입니다. 다산이 음

양오행 이론을 거부한 것도 근본적으로는 상관적 사고에 대한 거부였습니다. 다산이 비판하기 시작한 것은 성리학의 주장처럼 음과 양이 세상 모든 것의 원천일 수 없다는 것입니다. 다산은 "음과 양이란 이름은 햇빛이 비추고 가려지는 것에서 나왔으며, (…)[음과 양은] 본래 체(體)와 질(質)이 없고 단지 밝음과 어두움만 있어서 원래 만물의 부모로 생각할 수 없다"고 이야기했습니다[陰陽之名 起於日光之照掩 (…) 本無體質 只有明闇 原不可以爲萬物之父母:『中庸講義補』].

오행 이론에 대한 비판은 이렇게 시작됩니다. "오행이란 만물 중 다섯 가지 사물(物)에 불과한즉 [그것들은 다른 것들과] 같은 사물"일 따름이고 따라서 이 같은 다섯 '행'(行)들로부터 세상의 모든 것들이 나왔다고 생각하기가 힘들다는 것입니다. 다산은 서양의 4원소 이론의 영향을 받아 오행의 다섯이란 숫자가 단지 임의적일 뿐 절대적일 수 없다고 주장합니다. 다시 말해, 이 세상 모든 사물과 현상을 이루는 기본적인 '행'(또는 원소)의 숫자가 반드시 다섯이어야 할 필요가 없다는 것입니다(김영식 2006, 73-5쪽). 홍문화(1990) 교수에 따르면, "서학관계의 저술 등을 통하여 서양의 실증적 병리생리설, 서양 본초학 등의 존재와 아울러 그들의 우월성을 다산이 알게 되어 그와 같은 신지식 욕구와 실사구시의 동기가 되었을 것"이라 하면서 "후에 다산이 저술한 「의령」(醫零) 가운데 신랄기발한 한의학 비판이 있음을 보인다"고 알려줍니다(352쪽).

다산이 저술한 것으로 알려진 두 권의 의서(醫書)가 있습니다. 『마과회통』(麻科會通)과 『촌병혹치』(村病惑治)인데, 정적들부터 천주교인으로 몰려 동부승지를 사임하고 황해도 곡산이란 조그만 마을의 부사로 가게 되었을 때입니다. 그곳에서 다산은 백성들이 질병으로 고생하거나 죽어가는 모습을 못내 안타깝게 여겨 홍역을 치료하는 데 큰 도움이 되는 책을 저술하게 됩니다. 서문에 이 책을 서술하게 된 까닭을 적고 있는데, 그 가운데 "아아! 병든 사람에게 의원이 없어진 지 오래되었다. 모든 병이 다 그렇지만 홍역이 더욱 심한 것은 어째서인가. 의원이 의원을 업으로 삼는 것은 이익을 위해서다. 홍역은 대개 수십 년 만에 한번 발생하니 이 홍역 치료를 업으로 삼으면 기대할 만한 이익이 없다고 하여 하지 않는다."는 것입니다(「麻科會通序」 박석무 2003, 274쪽에서 재인용). 법정 전염병을 국가가 나서서 관리해야 할 필요성에 대해 이야기하는 것 같습니다.

『촌병혹치』는 다산이 1801년 신유사옥 당시 경상도 장기로 유배를 가있는 동안 집에서 보내준 의서 몇 권과 한 상자의 약초를 가지고 자신의 병을 다스리고 있을 때, 묵고 있던 집의 아들이 의서 내용을 소개해 주길 간청해서 쓰인 것입니다. 그 당시 시골에서 병이 들면 무당굿을 하거나 굿에 듣지 않으면 뱀을 먹기도 하고 그래도 듣지 않으면 죽을 수밖에 없었다는 것입니다. 그런 연유로 그 지방에서 구할 수 있는 간단한 약방문을 소개해 준 자그마한 책자라고 하는데 그 내용은 전해지지 않고 있습니다(박성래 1990, 342쪽).

그렇다면 어째서 다산 같은 대석학 유학자가 의술에도 밝았을까요? 그 이유를 홍문화 교수는 "질병의 치료와 나라의 다스림은 그 이치가 동일하다"는 의유일체(醫儒一體)의 사상에 따라 경국제세(經國濟世)의 하나의 분과로 백성의 질병을 치료하는 것이 그 당시의 통념이었기 때문으로 봅니다. "유리(儒理)를 깨달아야 후에 의리(醫理)를 알 수 있다는 의(醫)는 유자(儒者)가 되는 것과 한 가지 일이라"는 의유동도(醫儒同道)를 다산이 몸소 실천한 것으로 보고 있습니다. 홍문화 교수는 다산의 「의령」을 검토하면서 다산이 "미신과 불합리를 타파하고 역학적, 예방의학적, 사회의학적, 실증의학적 임상의술을 실천한 현대의 과학적 의학의 개조(開祖)라고도 할 수 있다"는 결론을 내립니다.

다산의 우울증

이런 다산이 어떻게 정신분석학 쪽으로 방향을 바꾸게 됐는지, 그 배경을 알아보려면 다산의 우울증을 먼저 살펴볼 필요가 있습니다. 박석무 선생의 저서 앞부분에, 지금으로부터 200년 전, 다산이 한창 활동하던 시대를 다산의 말을 빌려 이렇게 표현하고 있습니다. "다산은 그가 살아가던 세상을 온통 썩고 부패한 시대라고 규정했다. 어느 것 하나 병들지 않은 분야가 없다고 탄식했다. 세상은 썩어 버린 지 이미 오래며(天下腐已久), 썩어 문드러졌다(腐爛)고 그는 거듭 개탄했다"는 것입니다. 따라서 그는 "전 생애를 통해서 이 병들고 썩은 세상을 치유하기 위해 온갖 방책을 강구하는 500권이 넘는 저술을 남겨" 놓게 되었습니다.

다산은 '아버지의 이름'(父名, nom du pere)이나 다름없던 정조 임금의 갑작스런 죽음과 함께 정치적 음모와 한 대신의 사적인 감정의 희생물이 되어 기약도 없는 18년간의 유배를 당했던 탄압받는 지식인이었습니다. 한 집안이 온통 범죄에 연루되는 처절한 비운을 당해 분노와 억울함, 실의와 좌절의 수렁과 공포증 속에 깊이 빠져있던 상태였습니다. 더구나 다산은 귀양지에서 어린 막내의 죽음과 또한 자신보다 더 훌륭한 학식과 인품을 지니고도 더 외롭고 쓸쓸하게 유배를 하다 세상을 떠난 둘째형 정약전의 부음에 통곡해야 했습니다. 그러면서도 병들고 굶어 죽어가는 백성들의 참담한 모습에 살고 싶은 의욕마저 상실할 지경이었습니다(박석무 2003, 32쪽). 그런 그가 우울증에 빠졌으리란 생각은 당연히 해볼 수 있는 유추입니다.

당시의 재상이었던 채제공과 정조가 죽은 뒤 잠시 고향에 내려가 자신의 서재의 이름을 '여유당'(與猶堂)이라 지었습니다. 오죽했으면 다산이 「여유당기」(與猶堂記)에 '여유'라는 "이 두 마디 말은 내 병을 고치는 약"이라고 했을까요. 『노자』에 나오는 '여유'란 말은 "망설임이여, 겨울에 시냇물을 건너듯 하고, 경계함이여, 사방에서 엿보는 것을 두려워하듯 한다"(與兮若冬涉川, 猶兮若畏四隣)는 뜻이랍니다. 임상가한테 이 말은 다산이 그 당시 편집증적인 성격의 일면을 보여주는 것처럼 생각될 수도 있습니다.

다산은 『맹자요의』(孟子要義)에서 마음이 만사의 근본이라며 마음에 병이 있으면 말이 병들고, 말이 병들면 행위가 그렇게 된다고 말했습니다(心有病 卽不得發無病之

言 言有病 卽不得行無害之事). 조선 유학사에서 보기 드물게 탁월한 언어감각을 소유하고 있는 그는 언어의 발생으로부터 성장, 그 역사적 변모에 이르기까지 치밀한 분석력을 보였다는 것입니다(한형조 1996, 201쪽, 50번 각주). 그런 다산이 을묘년(1795) 주문모 신부의 사건에 연루되었다는 무고가 들어왔습니다. 그러나 그를 몹시 아끼던 정조 임금의 배려로 동부승지에서 좌천되어 금정찰방으로 자리를 옮겨 앉게 되었습니다. 거기서 다산은 퇴계와 만나게 됩니다. 퇴계의 서책을 얻어 "마음을 가라앉히고 차근차근 실마리를 찾듯" 읽게 되는데, 그때 쓴 「도산사숙록」(陶山私淑錄)에 "이상스럽게도 정신이나 기운이 편안해지고 뜻이나 생각이 가라앉아 혈육과 근맥이 모두 안정됩니다. 안도감이 들면서 예전의 조폭스럽고 발월(發越)하던 기운이 점점 사라지니 이 한 부의 책이 이 사람의 병증에 맞는 약이 아닌가 생각됩니다."라고 쓰고 있습니다. 다산은 그때 이미 글치료(bibliotherapy)를 경험한 것 같습니다.

자기 자신에게 엄격한 유학자가 자신의 우울한 심정을 토로할 수 있는 길은 오로지 시작품뿐이었을 것 같습니다. 저는 『시와 사상』2005년 가을호에 「우울한 시대의 시 치료」라는 제목으로 '다산 정약용의 치료시' 를 소개한 적이 있습니다. 다산의 시작품에서는 계속된 우울상태를 읽어낼 수도 있고 간혹 극심한 우울증을 내보이기도 합니다. 이윽고 강진읍내의 아전 자제들이 다산에게 글을 배우려고 찾아오기 시작합니다. 그러면서 다산은 차츰 우울상태에서 벗어나는 것 같습니다. 다산은 토담집 노파의 주막을 서재로 삼고 그 방 이름을 '四宜齋'라 지었습니다. 생각은 마땅히 맑아야 하고 용모는 마땅히 엄숙해야 하며 언어는 마땅히 과묵해야 하고 동작은 마땅히 후중해야 한다는 뜻이랍니다. 이렇게 다산은 본격적으로 내성(內省)을 시작하게 됩니다.

강진에서 유배생활 5년째 되던 해부터 그는 주막집의 토담방에서 벗어나 행동이 조금 자유스러워지는데, 그런 가운데 그 근처의 백련암에서 혜정선사와 만남으로써 다산은 상례연구의 산실이었던 '사의재'로부터 『주역』연구의 산실인 고성사로 옮겨가게 됩니다. 그 뒤로도 초의선사와 추사와의 만남을 통해 그의 생활영역은 시와 술, 『주역』과 『논어』, 차와 다인(茶人)으로 확대되어 갑니다. 이렇게 다산의 생활은 학문연구에 몰두할 수 있는 조건이 갖춰져 가고 있었습니다. 그러던 어느 겨울날 큰아들이 보은산방으로 다산을 뵈러 천리길을 찾아오는데, 장성한 아들과의 만남을 읊은 시작품에서 그의 공격성은 원한(怨

恨)으로부터 정한(情恨)으로 옮겨가고 있음을 볼 수 있습니다. 바로 이것이 시치료의 자가치료적 효능입니다. 박석무의 책은 우울증을 앓는 시인의 시치료에 관한 정밀한 보고서인 셈입니다.

다산이 유배지인 강진에서 자신의 경학공부를 마무리하던 1815년은 다산의 사유에 있어서 가장 중요한 시기라고 봅니다. 다산이 『心經密驗』을 끝내면서 자신의 철학체계를 완성했다고 선언하기 때문입니다. 다산은 『심경밀험』의 서문에서 "『소학』으로는 그 외면을 닦고 『심경』으로는 그 내면을 다스린다면, 아마도 현인이 되길 기대하는 일에 방법이 있을 것이 아닐까?"라고 말했습니다. 특히 『심경밀험』은 '내 자신이 체험한 것으로 스스로를 경계한 것' 이라 하기 때문입니다. 뒤이어 다산은 "오늘부터 죽는 날까지 마음을 다스리는 방법에 힘을 다하고자 하며 경전을 연구하는 작업은 이 『심경』으로 마무리를 짓고자 한다. 아! 이것을 실천할 수나 있을까? 1815년 5월 그믐, 다산의 동암에서 쓴다"라는 말로 서문을 끝내고 있습니다.

바로 그 『심경밀험』에는 오늘날의 우울증을 묘사한 것 같은 대목이 나옵니다. "한 사람이 오늘 양심을 저버리는 일 하나를 하고 다음날 양심을 저버리는 일 하나를 하면, 시름겨운 모습으로 내면에서 저지하고 두려운 모습으로 내면에서 꺼림칙해하는데도, 자신을 해치면서 '나의 일은 이미 글렀다' 고 말하고 자신을 버리면서 '나에게 다시 무슨 가망이 있겠는가?' 라고 말한다. 의지는 그 때문에 쇠약해지고 기운은 그 때문에 꺾여서 오그라드니, (…) 초췌하게 시들면서 쓸쓸히 죽음에 이른다."[有一夫焉, 今日行一負心事, 明日行一負心事, 欿然內沮 怛焉內疚 自棄則日吾事已誤, 自棄則日吾復何望, 志爲之衰苶, 氣爲之摧蹙 (…) 憔悴枯萎, 索然以就死. 『心經密驗』2: 26].

다산은 『심경』에 주석을 달기 전에 「심성총의」라는 작은 논문 하나를 작성해 놓았습니다. 여기서 다산은 기존의 심성론을 조목조목 비판하면서 자신의 고유한 심성론을 매우 체계적으로 피력해 놓고 있습니다. 이런 심성론이 다산의 나이 66세 무렵에 더욱 다듬어진 형태로 세상에 다시 나타나게 되는데, 그것이 바로 『梅氏書平』의 후반부에 실려 있는「閻氏古文疏證抄」란 글입니다. 여기서 다산은 다시 한번 더 우울증의 현상들을 묘사하고 있습니다. 『심경밀험』의 묘사와 겹치는 부분도 있지만 그 부분을 강조할 겸 있는 그대로 옮겨봅니다.

> 오늘 마음에 위배되는 일을 하나 행하고 내일 마음에 부끄러운 일을 하나 행하여 마음에 부끄러운 줄을 알면서도

> 억지로 얼굴빛을 태연하게 하려고 억누르면, 마음이 실제로 기운이 떨어지며 회피하는 말로 변명한다. 재앙이 쌓이고 허물이 모여 심성을 해치면서 심기가 날로 꺾이고 날로 위축되고 날로 비열해지고 날로 어두워져서 파리한 모습으로 몸이 연약해지고 메말라 위축된다. (…) 저 재앙을 쌓은 사람의 심체는 반드시 마르고 초췌하여 그 힘없이 늘어져 고달픈 모습이 슬퍼할 만할 것이다. [今日行一負心事, 明日行一愧心事, 心覺忸怩, 而强顔以壓之, 心實沮喪, 而遁辭以文之, 積殃集咎, 以殘心性, 則心氣日摧日蹙日鄙日昏. 悴悴然劣弱枯萎 (…) 彼積殃者之心體, 必瘠羸憔悴, 苶乎其低垂, 可悲也. 『梅氏書平』「閻氏古文疏證抄」 4: 24-25].

특히 '마음에 위배되는 일' 과 '마음에 부끄러운 일' 이란 표현은 라깡의 '도덕적 결함' 을 연상하게 해줍니다. 더구나 마음에 부끄러운 줄 알면서도 얼굴빛을 태연하게 하려고 '억누르면' 기운이 떨어지면서 '회피하는 말로 변명' 하게 된다는 것입니다. 신경증 발생의 주요 기제인 억압 내지 억제를 설명하는 것 같습니다. 또한 그런 사람의 심체는 '슬퍼할 만한 것' 이라고 하여 "슬픔을 우울증으로 인정한다" 는 라깡의 말을 떠올리게 해줍니다.

이 책의 29페이지에 베이츠 박사가 우울증의 증상을 그림으로 그린 내용과도 비교해 볼 수 있습니다. 우울증의 증상을 생각과 느낌, 행동, 신체증상으로 나눠보고 있는데, 기운이 없을 뿐만 아니라 "심기가 날로 꺾이고 날로 위축되고 날로 비열해지고 날로 어두워져서 파리한 모습으로 몸이 연약해지고 메말라 위축"되며, "저 재앙을 쌓은 사람의 심체는 반드시 마르고 초췌하여 그 힘없이 늘어져 고달픈 모습이 슬퍼할 만할 것"이란 표현들은 베이츠 박사의 네 가지 증상군들을 복합적으로 기술해 놓은 것 같습니다.

마음을 다스리는 방법

다산은 『심경밀험』의 서문에 "오늘부터 죽는 날까지 마음을 다스리는 방법에 힘을 다하고자" 한다는 말을 하고 있습니다. 특히 '마음을 다스리는 방법'(治心之術)은 오늘날의 치료, 특히 정신치료를 의미하는 것으로 보입니다. 다산은 '현인이 되길 기대' 하는 방법이 있을 것 같다면서 자신의 일생을 되짚어 돌아보니 "늙음의 대가가 단지 이것에 있는 것이 아닐까"하고 '종결할 수 없는 분석'을 우회적으로 서술하고 있는 것 같습니다. 또한 이런 생각은 베이츠 박사가 마지막 장을 시작하면서, "우울증의 회복은 종착점이라기보다는 하나의 여정이다"(Recovery from depression is a journey rather than a destination)라고 말하는데, 이 말은 다산의 심성론과 어딘가에서 마주칠 것 같다는 느낌이 듭니다.

다산은 주희의 '성즉리'(性卽理)라는 개념을 비판하면서 성(性)이 기호(嗜好)라는 '성기호설'(性嗜好說)을 독특하게 주장하고 있습니다. 다산 심성론의 핵심이 되는 성기호설은 동시대의 지식인들한테도 매우 낯선 해석입니다. 주자를 대표로 하는 신유학은 성을 우리 인간에게 내재되어 있는 태극의 원리로 이해하고, 마테오리치는 성을 인간의 형상인(formal cause), 즉 인간의 본체를 가리키는 개념으로 이해하고 있습니다. 그러나 다산의 성기호설에 따르면, 성은 본체나 실체가 아니라 우리 마음이 가지고 있는 기호(嗜好)작용을 가리킵니다.

다산은 인간에게 윤리적인 책임을 묻기 위해 자유의지로서의 권형(權衡)이란 개념을 도입합니다. 따라서 다산은 주희의 순선무악(純善無惡)한 본연의 개념을 거부하고 신유학적 본연지성을 비판합니다. 오히려 천명지성을 통해 상제라는 개념을 끌어들입니다. 그러나 이 상제라는 개념이 마테오리치 식의 초월적이고 절대적인 천주라기보다는 '내 마음의 도심의 명령으로 들려오는 강림의 상제'를 의미합니다. 또한 신독공부를 통해 하늘을 섬긴다(愼獨以事天)고 하는데, 여기서 신독이란 "자신만이 홀로 아는 일에 삼가기를 다하는" 공부를 말합니다. 다산은 독(獨)이란 개념이 '주체의 내면'을 의미하는 것으로 봤던 겁니다. 다산은 신독이 자신의 내면에서 허물과 과오를 꾸짖는 목소리, 즉 양심의 발현에 귀를 기울이는 공부라고 봅니다. 또한 상제의 신명과 인간의 영명한 마음이 직통(直通)·상감(相感)한다는 다산의 말에 의하면 인간이 상제와 만날 수 있는 '심의 내재적 공간'을 마련하기 위해 고심했던 것이라고 해석되기도 합니다(백민정 『정약용의 철학』 344쪽). 여기에 이르면 하나님의 또 다른 이름인 '대타자'(the big Other)를 떠올릴 수도 있습니다. 대타자는 라깡의 정신분석 치료에서 욕망과 함께 매우 중요한 개념입니다.

올바른 수양을 위해 다산이 제기한 세 가지 방법은 위에서 말한 신독, 그리고 강서(强恕)와 중용(中庸)입니다. 먼저 중(中)은 신독을 통해 집중하려는 평상시의 수양공부를 의미하고 용(庸)은 어떤 사태가 개입된 구체적인 삶 속에서 도심이 명령하는 선을 지속적으로 실현하려는 실천의지를 의미합니다. 여기서 실천의 주체와 지속성이 용 개념의 의미를 잘 드러내주는 것으로 알 수 있습니다. 그러나 구체적인 실천원리는 서(恕)를 통해 완성됩니다. 다시 말해, "힘써 서를 실천함으로써 인을 구한다"(强恕以

求仁)는 것입니다. 여기서 인은 타인을 향한 사랑을 의미하기 때문에 대인관계를 함의하고 있습니다.

또한 하나의 마음으로 다른 마음을 다스린다는 극기복례(克己復禮)가 요구됩니다. 인(仁)을 구하는 자는 반드시 서(恕)해야 하고 서를 하려는 자는 반드시 극기해야 합니다. 다산은 서의 원리를 통하여 내가 타인을 사랑하게 되는 과정에서는 불가피하게 자신의 사적인 욕구, 즉 인심의 욕구를 억누르고 통제해야 하는 시련을 겪지 않을 수 없다고 보았습니다. 이것이 바로 극기의 주된 의미가 됩니다. 서라는 실천원리가 극기로 상징되는 자기 수양의 문제와 인으로 상징되는 타인에 대한 사랑의 문제를 서로 매개하게 됩니다. 이 점이 바로 서라는 실천원리가 다산의 전체 수양론에서 중요한 자리를 차지하게 되는 이유이기도 합니다.

베이츠 박사가 서문에서 말한 것처럼 우울증과 싸우면서 얻게 되는 이득 가운데 하나는 우리의 '진정한 자기'를 알게 되고 표현하게 된다는 것입니다. 신독에서 독(獨)이란 개념이 '주체의 내면'을 의미하는 것으로 봤던 다산은 정체성이란 개념을 사용하지 않았을 뿐입니다. 베이츠 박사는 우울증으로부터 회복된다고 해서 그 취약성을 없애주는 것은 아니라고 말합니다. 일 년 동안이나 우울증을 앓았던 사라의 회복일지 가운데 열 번째로 발췌된 부분에서 사라는 '내 안에 있는 특별한 뭔가'를 알기 시작했다고 합니다. "그게 나이고 내가 되는 것"이라고 고백하면서 따스함을 느낄 수 있었답니다. 그리고는 삶이 얼마나 소중한지 깨달았으며, "난 살아있다는 게 기쁘다!"고 외칩니다. 우울증이란 특정한 사태가 개입된 구체적인 삶 속에서는 선을 지속적으로 실현하려는 의지인 용(庸)을 필요로 하고 우울증 증상들로부터 회복된 뒤에는 평상시의 수양공부를 의미하는 중(中) 상태의 유지가 필요하다고 말할 수 있습니다.

다산은 결혼 60주년을 맞는 바로 그날 아침에 조용히 눈을 감았습니다. 회혼을 앞두고 회혼을 기념하는 시 한 편을 지었으니 이 작품이 바로 다산의 유언이자 일생을 정리한 마지막 절필이었습니다. 그 작품 속에 "슬픔은 짧고 즐거움은 길었으니"(戚短歡長)라는 구절이 나옵니다. 생을 정리하는 순간에 다산은 자신의 부부가 얼마나 화목하고 다정한 사이였는지 과시라도 하듯 목란사(木蘭詞) 읽는 소리가 더욱 다정했다고 서술합니다. 뿐만 아니라 "그 옛날 붉은 치마에 유묵 아직 남아 있네"라고 하여 그 유명한 하피첩(霞帔帖) 얘기까지 꺼내면서 두 사람의 은근한 사랑의 표시를 두 아들에게 넘겨주겠다고 합니다.

이것이 바로 "힘써 서를 실천함으로써 인을 구하는" 출발점인 것입니다.

참고문헌

- 김영식(2006) 『정약용 사상 속의 과학기술: 유가 전통, 실용성, 과학기술』서울, 서울대학교출판부.
- 김종주(1992) 『우울의 언어학적 의미』『정신건강연구』 (한양대학교 정신건강연구소) 11: 1–20.
- 김종주(2005) 『우울한 시대의 시치료—다산 정약용의 치료시』『시와 사상』 2005 년 가을호, 32–46쪽.
- 김종주(2005) 「茶山 經學에 관한 라깡 정신분석학적 試論」, 『라깡과 현대정신분석』7(No 2): 65–87쪽.
- 김종주(2007) 『닥터 정약용과 다산 정신분석학의 가능성』, 『의학행동과학』 6(No 1): 3–12쪽.
- 박석무(2003) 『다산 정약용 유배지에서 만나다』 서울, 한길사.
- 박성래(1990) 「정약용의 과학사상」『정약용』 윤사순 편, 서울, 고려대학교 출판부, 327–350쪽.
- 백민정(2007) 『정약용의 철학』. 서울, 이학사.
- 정약용(1814) 『다산 맹자요의』. 이지형 역주 1994) 서울, 현대실학사.
- 정약용(2001) 『與猶堂全書』. 아름출판사.
- 한형조(1996) 『주희에서 정약용으로』. 서울, 세계사.
- 홍문화(1990) 『의약학자로서의 다산의 사상과 업적』『정약용』 윤사순 편, 서울, 고려대학교 출판부, 351–375 쪽.

『論語』(1971) *Confucian Analects, The Great Learning, and The Doctrine of the Mean.* (J.Legge trans.) New York: Dover.

Elliott C. (1999) *APhilosophical Disease. Bioethics, Culture and Identity.* 김종주 역『철학적인 병』.(2005) 고양, 인간사랑.

Kim, Jongju(2005) Depression and Neo-Confucian Ethics, *The Letter—the Lacanian Perspectives on Psychoanalysis*, vol. 34, pp. 91-107.

Lacan, J. (1966) Écrits : A Selection, (B. Finktrans. 2002) New York: Norton.

Lacan, J. (1974) Télévision. Paris: Seuil.

Roudinesco E. (1999) *Pourquoi la psychanalyse?* Paris: Librairie Arth? me Fayard.

Skriabine P. (2000) La dépression dans la clinique psychanalytique. 『라깡 정신분석학 국제학술회의 발표문』. 서울, 라깡과 현대정신분석학회, 86-96 쪽.

역자 약력

김 종 주

1971 년 연세의대, 1981년 연세대 대학원 졸업(의학박사).
원광의대와 인천기독병원을 거쳐, 현재 반포신경정신과의원에서 진료하고 있음.
1992 년부터 〈라깡정신분석연구소〉에서 매월 제2 • 4주 토요일에 라깡 세미나를 열고 있으며, 1998년에 〈한국라깡과 현대정신분석학회〉를 창립하여 초대회장을 역임.
2002 년 4월 서울에서 『우울증과 향락』에 관한 국제학술대회를 열었고, 2002년 요코하마에서 열린 〈세계정신의학대회〉에 『프로작과 공자의 윤리』를 발표하였으며 그 논문이 The Letter: Lacanian Perspectives on Psychoanalysis 2005 년 여름호에 실림.
2003 년 영국 런던에서 창간된 Journal for Lacanian Studies의 associate editor 로 활동중임.
근래에는 〈다산 정약용의 정신분석학〉분야를 집중적으로 연구하고 있음.

라깡정신분석에 관한 역 • 저서

『라깡정신분석과 문학평론』(하나의학사, 1996)
『라깡 정신분석 사전』(D. Evans, 11명과의 공역 인간사랑, 1998)
『라깡정신분석 입문』(B. Benvenuto, 하나의학사, 1999)
『프로이드와 인간의 영혼』(B. Bettelheim, 김아영과의 공역 하나의학사, 2001)
『라깡과 프로이드의 임상정신분석』(D. Nobus, 하나의학사, 2002)
『환상의 돌림병』(S. Zizek, 인간사랑, 2002)
『정신분석의 새로운 기반』(J. Laplanche, 권희영과의 공역 인간사랑, 2002)
『무의식의 시학』(E. Wright, 김아영과의 공역 인간사랑, 2002)
『라깡 정신분석의 핵심용어』(H. Glowinski, 하나의학사, 2003)
『실재계 사막으로의 환대』(S. Zizek, 인간사랑, 2003)
『자폐증과 라깡 정신분석』(S. Tendlarz, 하나의학사, 2004)
『뇌와 내부세계: 신경 • 정신분석학 입문』(M. Solms & O.Turbull, 하나의학사, 2005)
『철학적인 병』(C. Elliott, 인간사랑, 2005)
『코리안 이마고』 I • II권.
그밖에 편집한 책으로 『역동정신의학』, 『불교와 정신분석』, 『입시병』, 『B병동시화전과 시치료』, 『꿈분석』, 『사랑경쟁력』 등이 있음.

우울증의 회복일지

1판 1쇄 인쇄 • 2007년 12월 1일
1판 1쇄 발행 • 2007년 12월 10일

저 자 • Tony Bates
옮긴이 • 김 종 주
펴낸이 • 오 무 근

편 집 • 림디자인 김현림
마케팅 • 임 진 만

도서출판 하나의학사
110-092 서울특별시 종로구 홍파동 13-4, 한솔빌딩 1층
전화 • 02) 730-2555~6 | 팩스 • 02) 730-2557
등록번호 • 제2-541호 (1988. 4. 1)
hanampc@yahoo.co.kr

ISBN 978-89-92141-22-2-93510